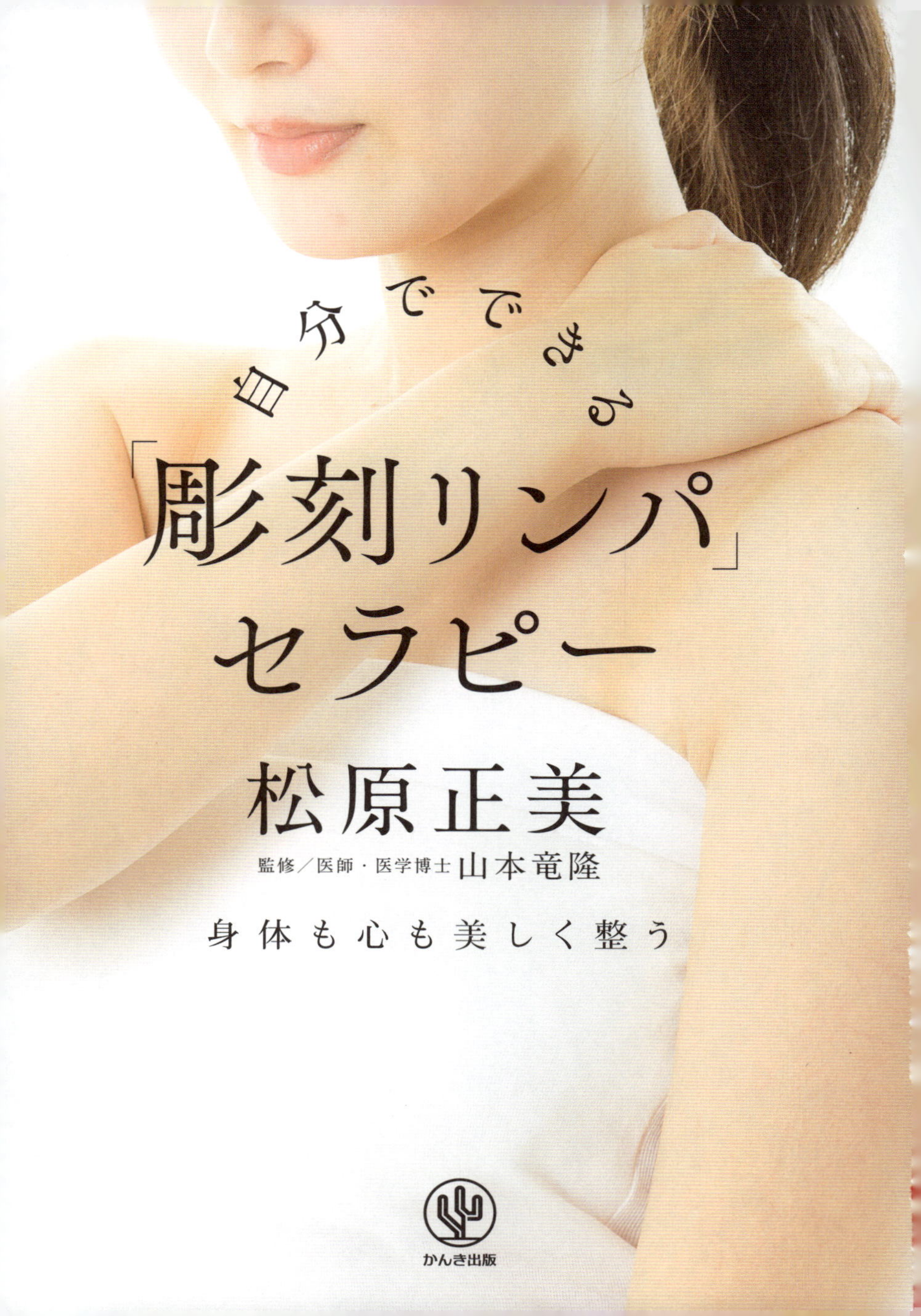

自分でできる

「彫刻リンパ」セラピー

松原正美

監修／医師・医学博士　山本竜隆

身体も心も美しく整う

かんき出版

人生は彫刻。

余分なものを削ぎ落とせば削ぎ落とすほど、
あなた本来の美しさ、魅力、能力、魂の本質が表に現れてきます。

はじめに

身体が疲れていませんか？
心が疲れていませんか？
一生懸命がんばりすぎていませんか？
疲れやストレスをたっぷり溜め込んだ自分を、
本来の自分だと思っていませんか？

いいえ、不要なものが身体にも心にも溜まっていない
〝本来のあなた〟は、もっとずっと魅力的でハイパフォーマンス。
肌はイキイキと輝き、身体は軽やか。思考はクリアで、行動はアクティブ。
自分の望む人生を追いかけるために、迷いなく行動することができます。
あなた本来の輝きを取り戻す。
そのためのメソッドが、「彫刻リンパ」セラピーです。

私が開発した「彫刻リンパ」セラピーは、
「人は人の手によって癒される」をコンセプトに、
臓器と深リンパ、そして心へ働きかける
オリジナル・メソッド。
独自のテクニックにより、全身や骨盤のゆがみを整え、
余分なものを彫刻刀で削ぐようにして、
メリハリあるボディラインへと導きます。
また、ただ外見を磨くだけでなく、
そのときの痛みやつらさを一時的に軽くするだけでもなく、
身体と心の詰まりをほぐしながら、
自分自身の今の状態を知るお手伝いをします。

その結果、身体も心もパフォーマンスも変わるため、
「人生が変わる『彫刻リンパ』セラピー」と言っていただくことも少なくありません。

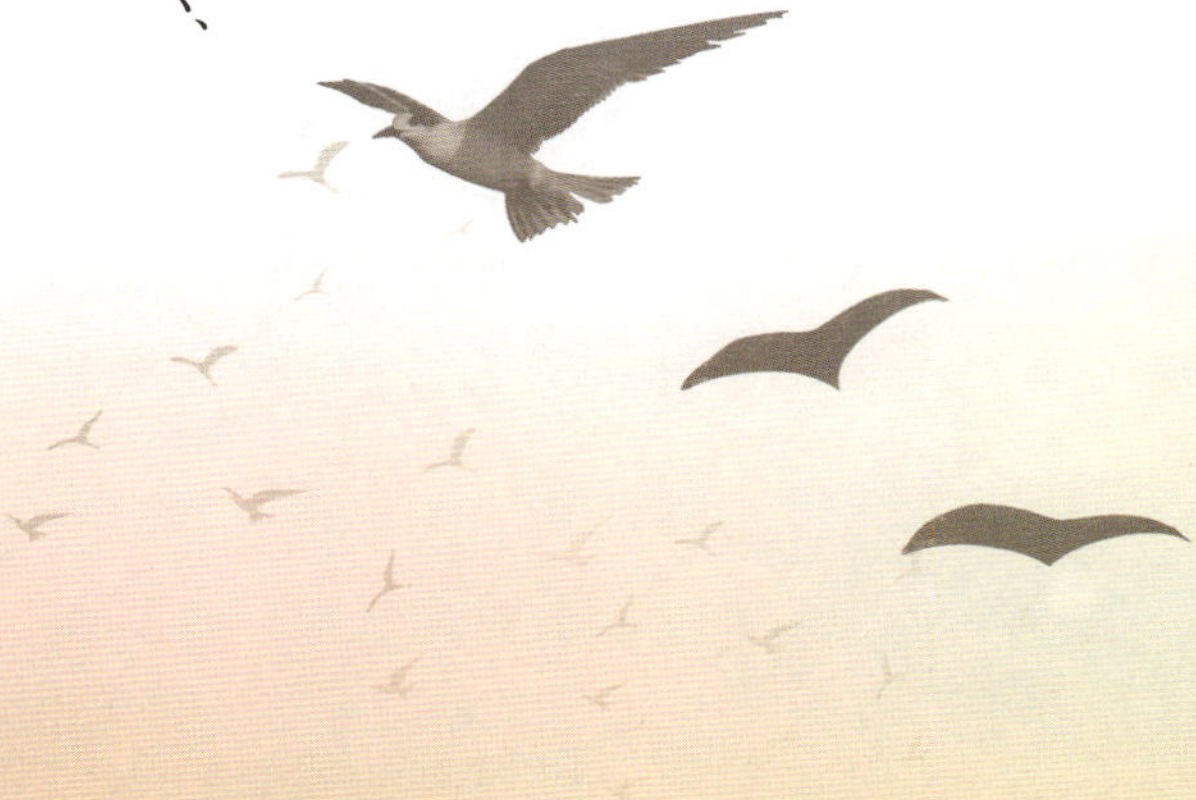

たとえば、「彫刻リンパ」セラピーで、
ハリやコリのある脚をほぐして動きをよくすると、
「現実なんてこんなもの」と前に進むことをあきらめていた足が、一歩前進！
行動したくなります。

あるいは、自分の気持ちを抑えすぎて
カチカチに硬くなったバストをやわらかくほぐすと、心もフワフワに。
不思議！　なんだか優しくなれます。

「思考を変えると行動が変わり、行動が変わると結果が変わる」と言われますが、
「彫刻リンパ」セラピーで、不要なものを削ぎ落とすと、
身体が変わり、心が変わり、行動が変わり、結果が変わり、
人生も変わっていくのです。

普段はこうしたセラピーを、
全国に約１００店舗ある認定サロンで、セラピストが行っていますが、
本書では、そのテクニックをセルフケア用にアレンジしたものをご紹介します。

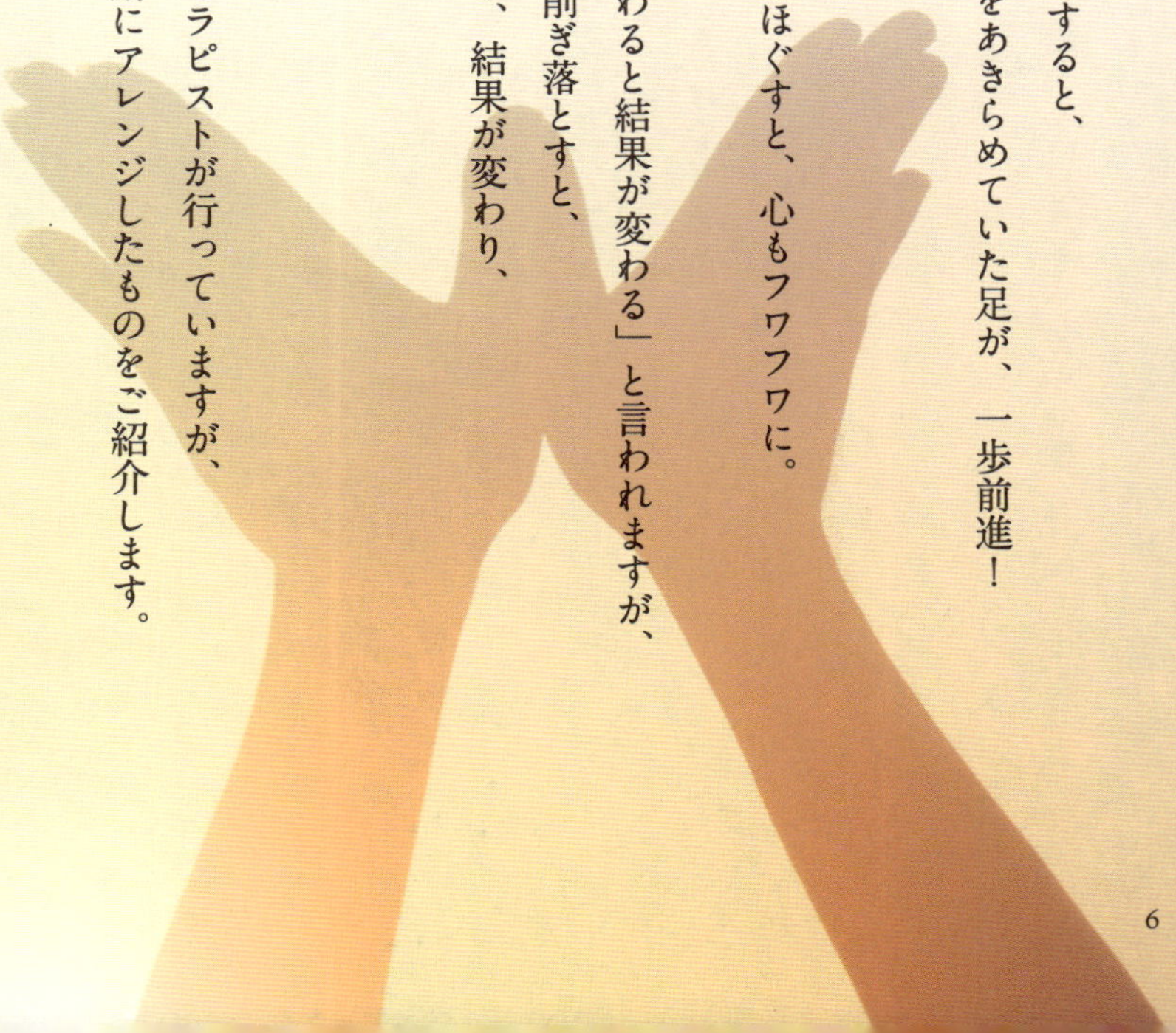

人生は彫刻。
余分なものを削ぎ落とせば削ぎ落とすほど、
その方本来の美しさ、魅力、能力、魂の本質が表に現れてきます。

「彫刻リンパ」セラピーで、
カチカチに硬まってしまった身体をやわらかくほぐし、
知らぬ間に背負い込んでいた心の荷物を下ろして、本来の姿へと戻りましょう。
日々、自らの身体と心にやさしく触れることで、
あなた本来の魅力や能力を取り戻しましょう。
あなたが生きたかった人生を取り戻しましょう。

本書でそんなポジティブな習慣を手に入れていただければ、とても嬉しく思います。

松原　正美

推薦コメント　私たち、「彫刻リンパ」セラピーの虜《とりこ》です！

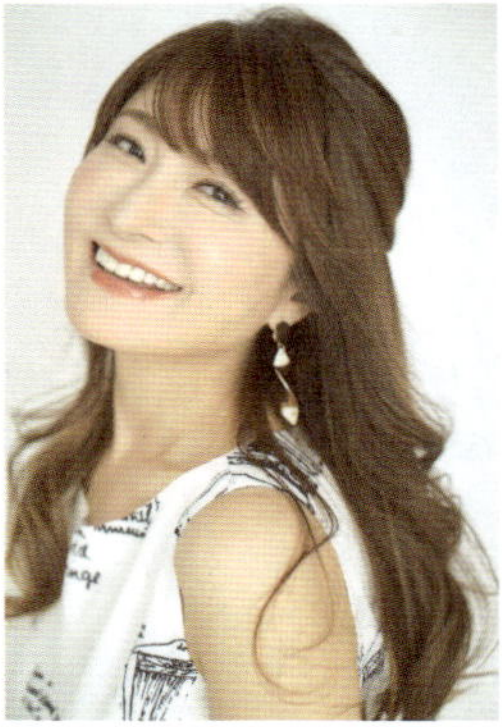

モデル
奥田真由美さん
1966年生まれ。14年間のモデル歴と美容経験を活かし、現在は元ヤン美導家インフルエンサーとして活躍中。薬膳学士。2019 Mrs./Ms Earth Japan 西日本グランプリ。

正美さんの「彫刻リンパ」セラピーを初めて受けさせてもらったときは、普通のリンパマッサージではなく、エネルギーで身体全部を整えていただいているという感じがしました。

「彫刻リンパ」セラピーは、オール・ハンドの全身トリートメント。中でも私が受けさせてもらったのは、そのときのコンデションに合わせてケアしてもらえるオーダーメイド・フルコース。心、身体、臓器がハンドで修復されていく感がすごかったです。

そして、削り取られたようにウエスト、脚の余分なお肉が「どこへ行ったん？」というくらい感動的でした！

ゆっくり時間をかけて全身全霊でトリートメントしてくださる、史上最高の「彫刻リンパ」セラピーは、極上の唯一無二の施術。ボディエステを遥かに超える技術です。

パーソナルトレーナー
おきやなさん
1994年生まれ。パティシエ時代に40％あった体脂肪率を、パーソナルトレーナー転向後に6％まで落とす。ストイックな変身ぶりと愛されスマイルで人気。YouTuberとしても活躍中。

私が「彫刻リンパ」セラピーに出合って4年ほど経ちます。

仕事がトレーナーなので、筋肉疲労が人よりもすさまじく、自分だけではケアが足りず、怪我をしたり、だるさが続いたりして、パフォーマンスが落ちてしまっていました。ですが、「彫刻リンパ」セラピーを月2回行うようになると、筋肉痛がひどいときも、トリートメントが終わった直後に筋肉痛がなくなるんです！　トリートメントのときはあんなに痛いのに、揉み返しは一切なく、む

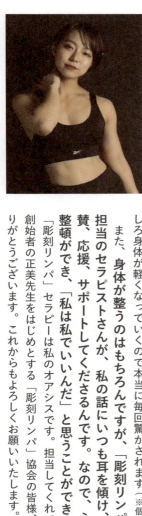

しろ身体が軽くなっていくので本当に毎回驚かされます（※個人の意見です）。
　また、**身体が整うのはもちろんですが、「彫刻リンパ」セラピーの担当のセラピストさんが、私の話にいつも耳を傾け、私のことを称賛、応援、サポートしてくださるんです。なので、心の休息、整理整頓ができ、「私は私でいいんだ」と思うことができます。**
　「彫刻リンパ」セラピーは私のオアシスです。担当してくれている野田さん、創始者の正美先生をはじめとする「彫刻リンパ」協会の皆様、いつも本当にありがとうございます。これからもよろしくお願いいたします。

栄養管理士
柏原ゆきよさん

管理栄養士として、5万人以上のサポート経験から健康食育の理論を構築。女優やトップアスリートなどにも食のアドバイスを実施。「一般社団法人日本健康食育協会」代表理事。

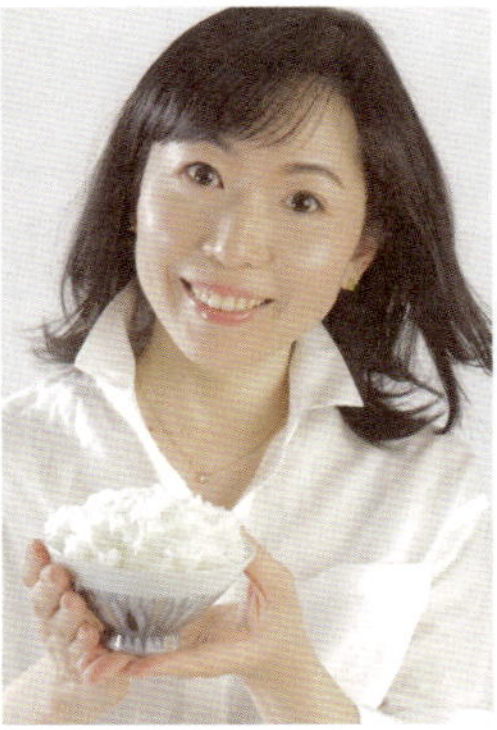

松原正美さんを一言で表すと、一緒にいるだけで癒しをくれる愛の人です。**テクニックのみならず、心へのアプローチも含め、人を癒す究極のメソッド「彫刻リンパ」を作り上げ、全国を飛び回って多くのセラピストを育成するそのエネルギーの源は「愛」そのもの。その考え方や生き様は多くの人に多大なる影響を与えています。**
　私もファンの1人として、この出版を心待ちにしていました。イキイキと自分らしく生きたいと願う人たちのお手元に届くことを願っています。

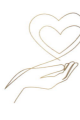

Before After

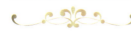

「彫刻リンパ」セラピーを体験してこんなに身体が整いました！

心身の不要なものを削ぎ落とす
「彫刻リンパ」セラピーで、
本来のボディラインを取り戻した方々を大公開！

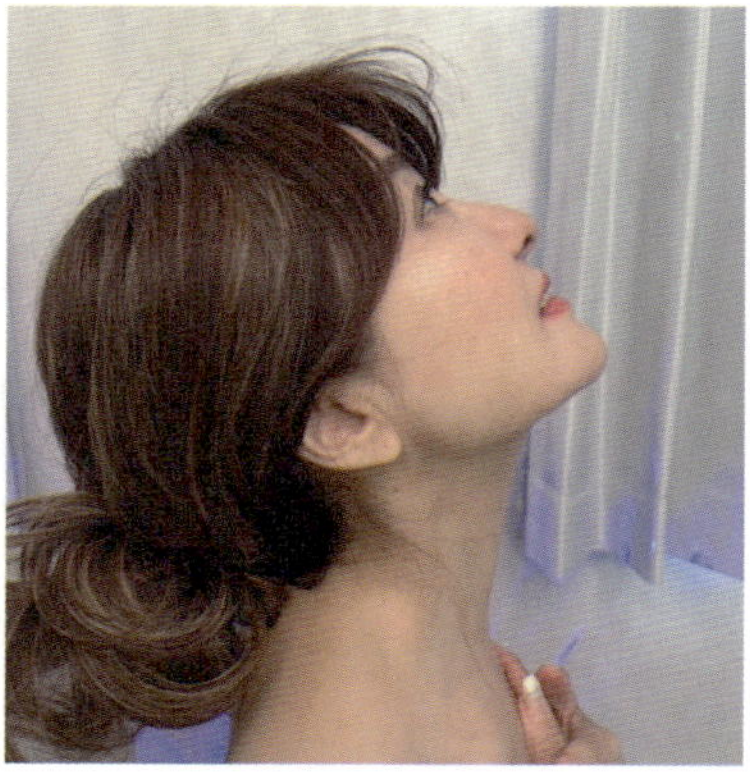

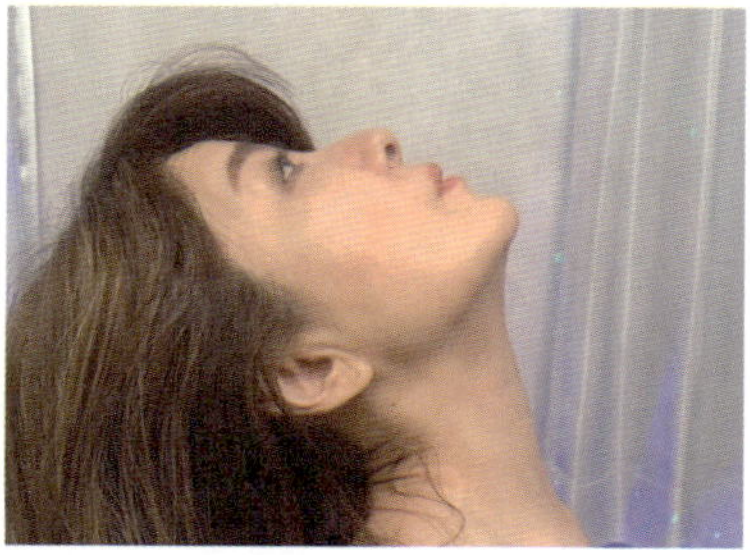

奥田真由美さん（50代）
たった1回のトリートメントで、
首の可動域が大幅UP！

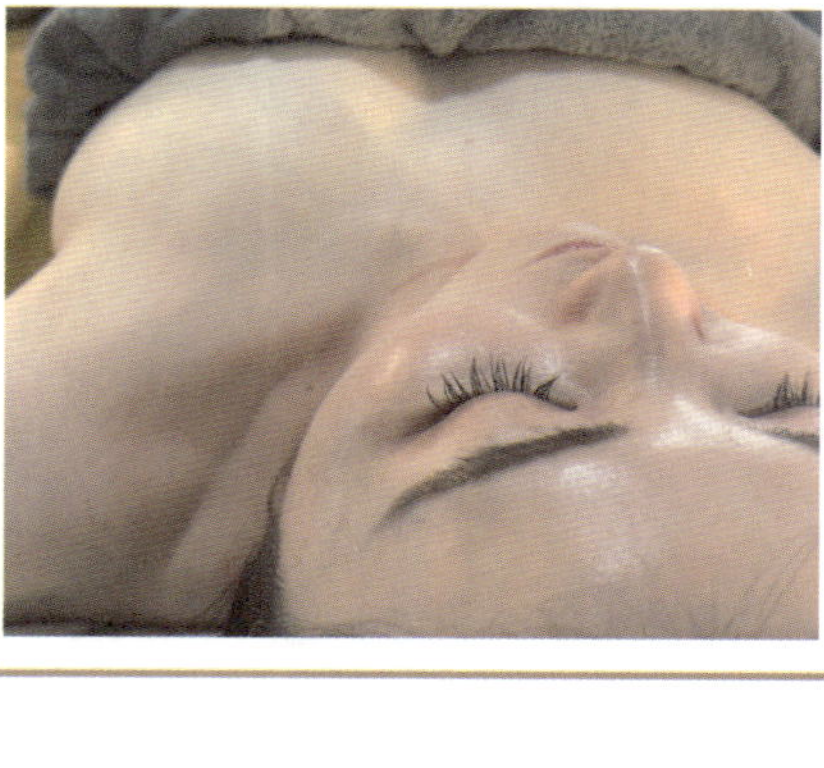

S.Sさん（20代）
左胸のみ、1回のケアで、
バストがボリュームアップ！

Before After

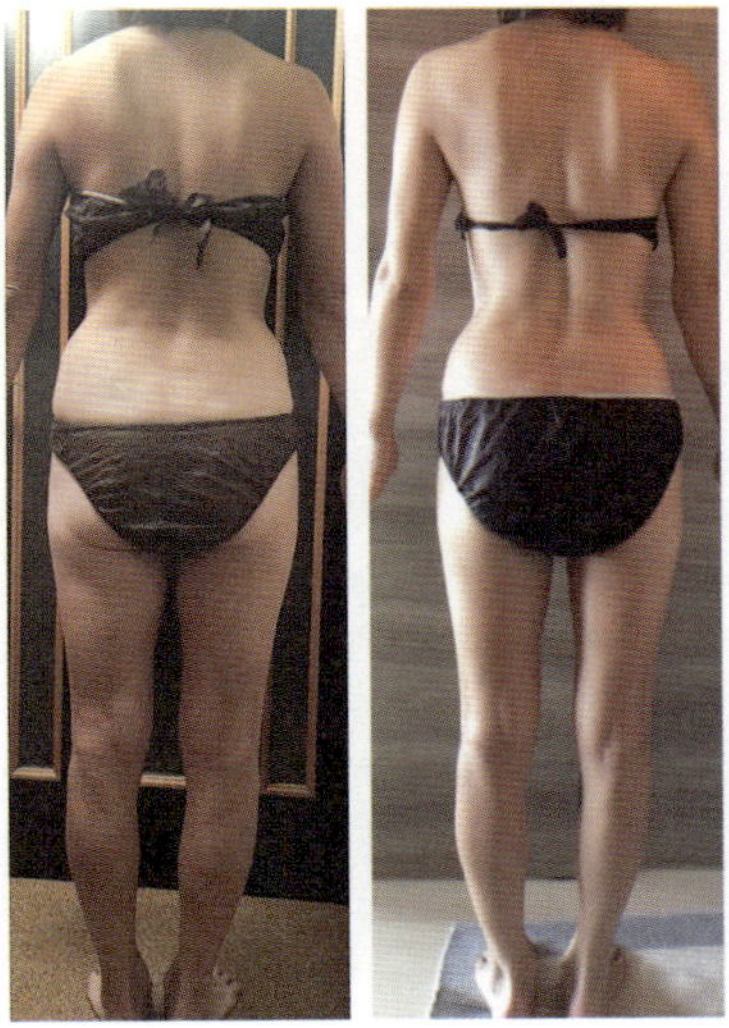

T.M さん（30 代）

１週間に３回のトリートメントで
全身ほっそり、ウエストがキュッ！

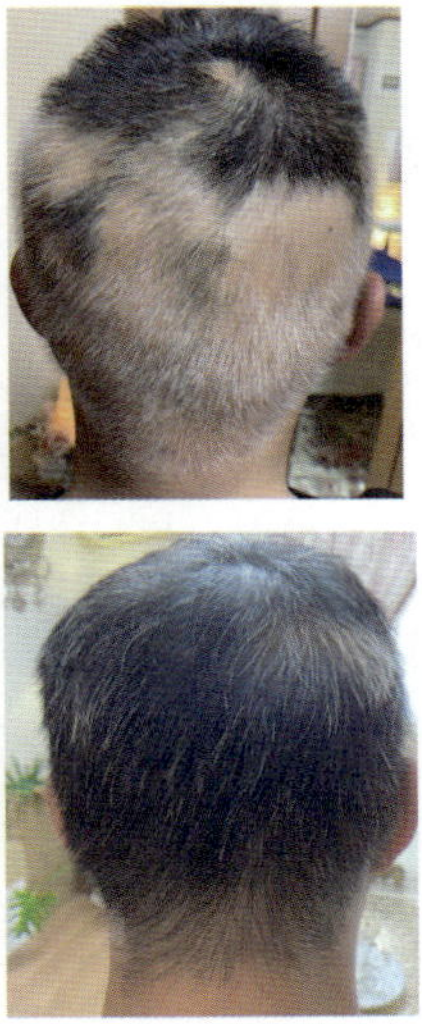

K.H さん（50 代）

月１回、１年程度のケアで、
白髪が黒髪に戻りました。

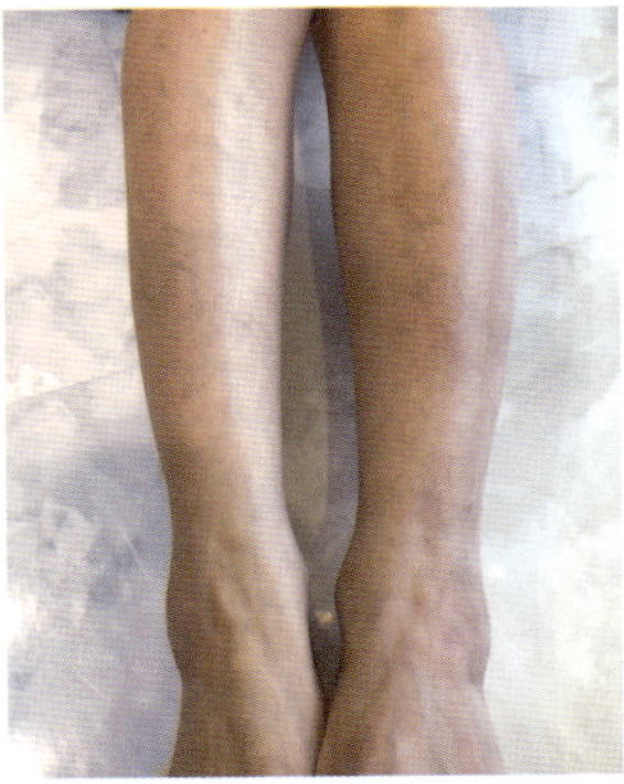

N.A さん（20 代）

右脚のみ、１回のケアで、
浮腫みが引いてスッキリ！

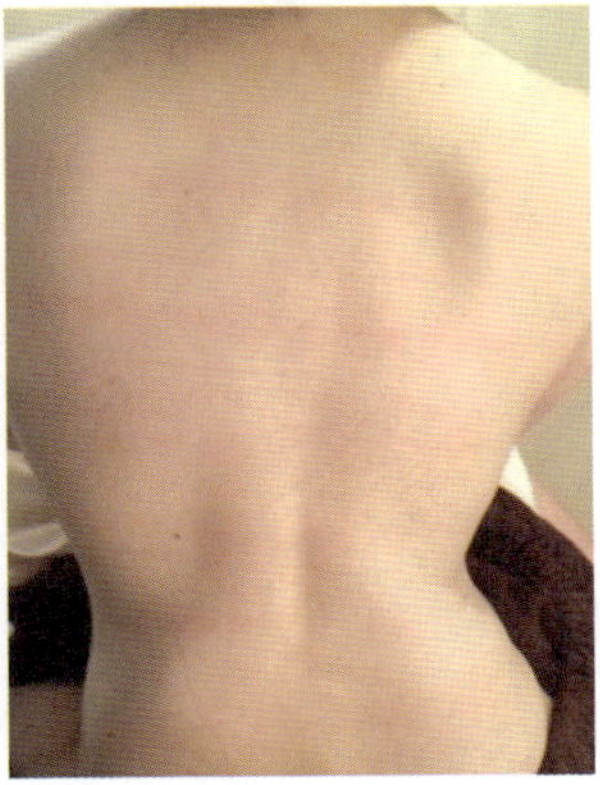

Y.O さん（40 代）

右側のみトリートメント。
１回のケアで、美しいくびれが。

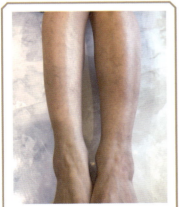

Prologe
「彫刻リンパ」セラピーのサロンで、今日も起きていること

「不思議ですね。
『彫刻リンパ』セラピーのトリートメントを受けると、
身体がスッキリするだけじゃない。
なぜか人生が好転し始めるんです」

お客様にこう言っていただくことが多い「彫刻リンパ」セラピーは、
私が20年以上にわたって学んできた、
リンパドレナージュ、エステの技術、中医学、チャクラ理論、心理学、
そして、のべ3万人のお客様たちとのコミュニケーションから生まれました。
その効果とはどんなものかを感じていただくために、
あるお客様の体験を例に、サロンでのトリートメントの流れをご紹介しましょう。

その方は、50代後半のチャーミングな女性。
全身の疲れを解消したくて、ご来店されました。

サロンでは、お客様にホカホカの岩盤浴マットに横になってもらい、
トリートメントを受けていただきます。

彫刻リンパセラピストがほぐすのは、主に「リンパの詰まり」。
中でも、「深リンパ」の詰まりです。
なぜなら、「深リンパ」の詰まりをほぐすと、一般的なリンパケアである
リンパドレナージュの約数倍の老廃物を一気に押し流すことができると言われているからです。
そのため、ボディラインやフェイスラインは、
まるで彫刻刀で削ぎ落としたかのようにスッキリ。
お肌にハリも出て、イキイキと輝き出すのです。

さらに、セラピストがすることが、もうひとつあります。
それが、深リンパの詰まりから、心の詰まりを読み解くこと。
私たちの身体と心は深くつながっていて、
心の疲れが、身体の詰まりとなって表れることがあります。
そのため、詰まりがある場所から、
その方が抱えやすい心理的ストレスを読み解けるのです。

このお客様は、特に首のあたりがカチカチになっていました。
「ここのリンパが詰まる方は、人様に気を遣いすぎて、
言いたいことを言えていないことが多いんです。
もしかして、どなたかに伝えたいことが溜まっているのでは？」
セラピストはそうお伝えしながら、首のこわばりをほぐします。
すると、お客様がポロポロと涙を流し、ポツリポツリと本音を話し始めました。
お客様は、家族のために好きな仕事を辞めて、長年、家庭を支えてきたそうです。
けれど、好きなことをあきらめきれないまま、

「仕事を再開したい」という想いを、家族に伝えられずにいました。
「普段は仕事をできないことを考えないようにしていたけれど、
身体には、抑えた気持ちが溜まっていたんですね。
しかも、
こんなにカチカチになるまで……。
私、自分に悪いことしてたかも」

そのお客様は帰り際、
どこかスッキリとした顔で笑って、
次のようなことをおっしゃいました。
「こんなにがんばっている自分のために、
何かしてあげたくなりました。
とりあえず書店に寄って、
以前やっていた仕事関係の
本を見てみようかな」

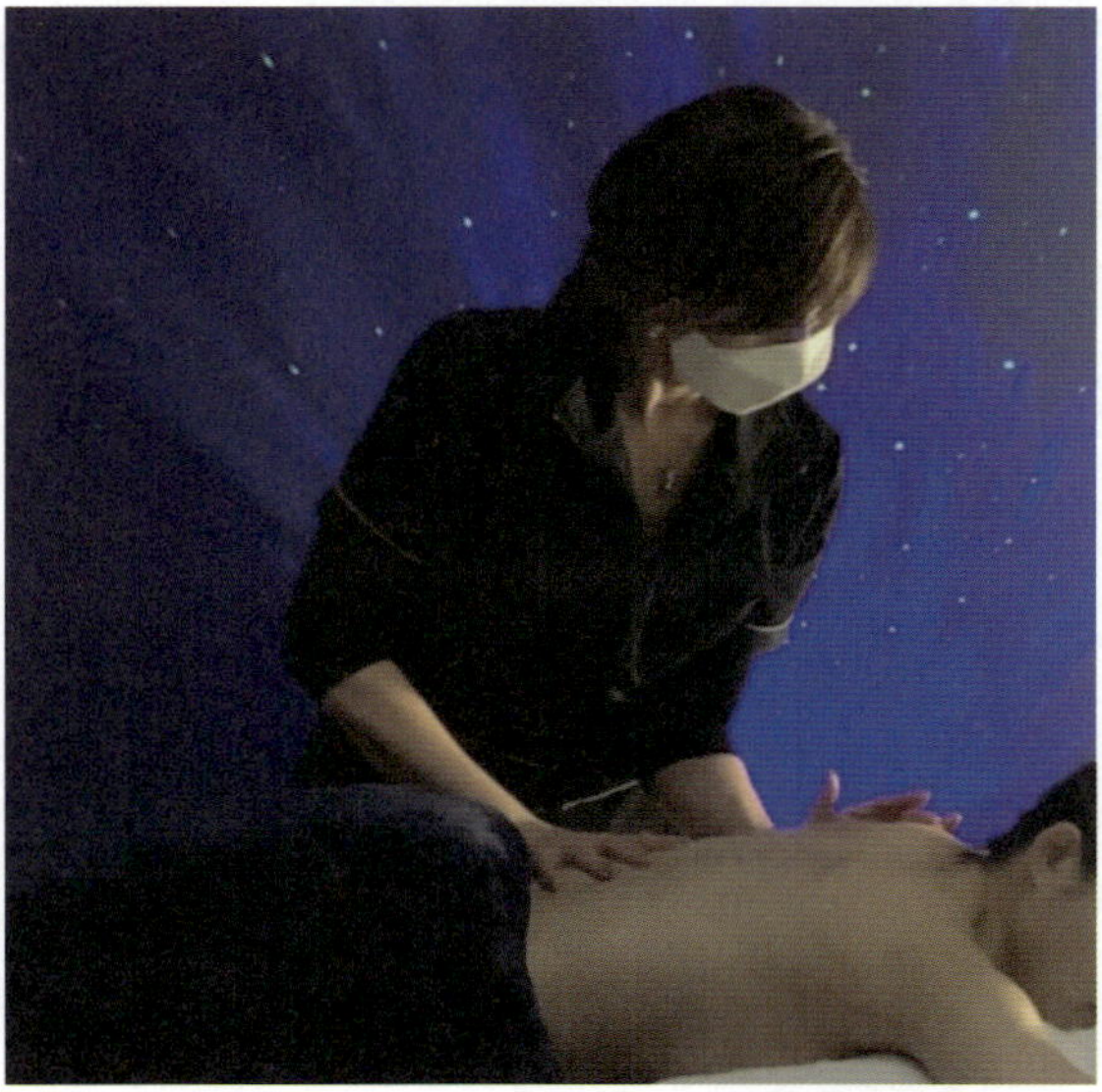

――そして、数カ月後。
再びサロンにいらしたお客様から、こんなご報告をいただきました。
「あれから不思議と、家族が私を応援してくれるようになったんです。
おかげで来月、復職することが決まりました！」

いかがですか？
「彫刻リンパ」セラピーのサロンでは、
こうしたことが日々、起こっています。

「彫刻リンパ」セラピーのメソッドで、身体や心の詰まりに気づくと、
どんな方でも、がんばっている自分が愛しくなります。
がんばる自分を幸せにするために行動したくなります。
そして、ほぐれてスッキリと軽くなった身体で行動できるようになります。

また、無意識のうちに自分にかけていた制限を外すこともできるようになります。

そのため、「彫刻リンパ」セラピーを体験してくださったお客様からは、

「集中力がアップして、仕事のパフォーマンスが上がった」

「行動力が高まった」

「ひらめきやアイデアが止まらない！」

「想いをうまく伝えられるようになって、人間関係がよくなった」


などと報告してくださる方が後を絶ちません。


人生が、これまでとは違うステージへと移行する。

それが、「彫刻リンパ」セラピーなのです。

自分でできる「彫刻リンパ」セラピー　身体も心も美しく整う　目次

Part 1

「彫刻リンパ」セラピーで、本来のあなたの輝きを取り戻せる理由……28

Contents

Part 2

「彫刻リンパ」セラピーのセルフ・トリートメントを始めましょう……46

Contents

Contents

Step 6 眉間まわり

Part 3

「彫刻リンパ」セラピーを大切な人にしてみましょう

Contents

【スタッフ】
写真・動画撮影　榊智朗（15ページ、帯、カバー袖写真除く）
モデル　位田怜奈、江島しおり
カバーデザイン　井上新八
本文デザイン　佐藤千恵
編集協力　杉本尚子
企画協力　児島慎一
素材提供：Pikovit, Jacob_09, Johnstocker Production, alphasiluet, nadtytok, Yuliya Bilyk, 0LANIA, Blueastro, Barks, TOMOKA.M, takayuki, Avilika, metamorworks, zuperia, Twinkle picture, NishanDesigns, Designua, Sudowoodo, lonesomebunny, inspiring. team, Paul shuang, Sajojo Studio, Arelix, mrs_kato, mifaso/Shutterstock.com

【参考文献】

『最新カラー図解 東洋医学 基本としくみ』仙頭正四郎監修（西東社）
『ホントによく効くリンパとツボの本』加藤雅俊著（日本文芸社）
『キレイを呼ぶ　氣内臓デトックスマッサージ』Ｙｕｋｉ著（ＫＡＤＯＫＡＷＡ）
『深部リンパ療法　コンプリートブック』夜久ルミ子著（ＢＡＢジャパン）
『やせスイッチを押せば驚くほど細くなる　深部リンパ開放マッサージ』夜久ルミ子著（西東社）
『病気は才能』おのころ心平著（かんき出版）

自分でできる「彫刻リンパ」セラピー

身体も心も美しく整う

Part 1

「彫刻リンパ」セラピーで、本来のあなたの輝きを取り戻せる理由

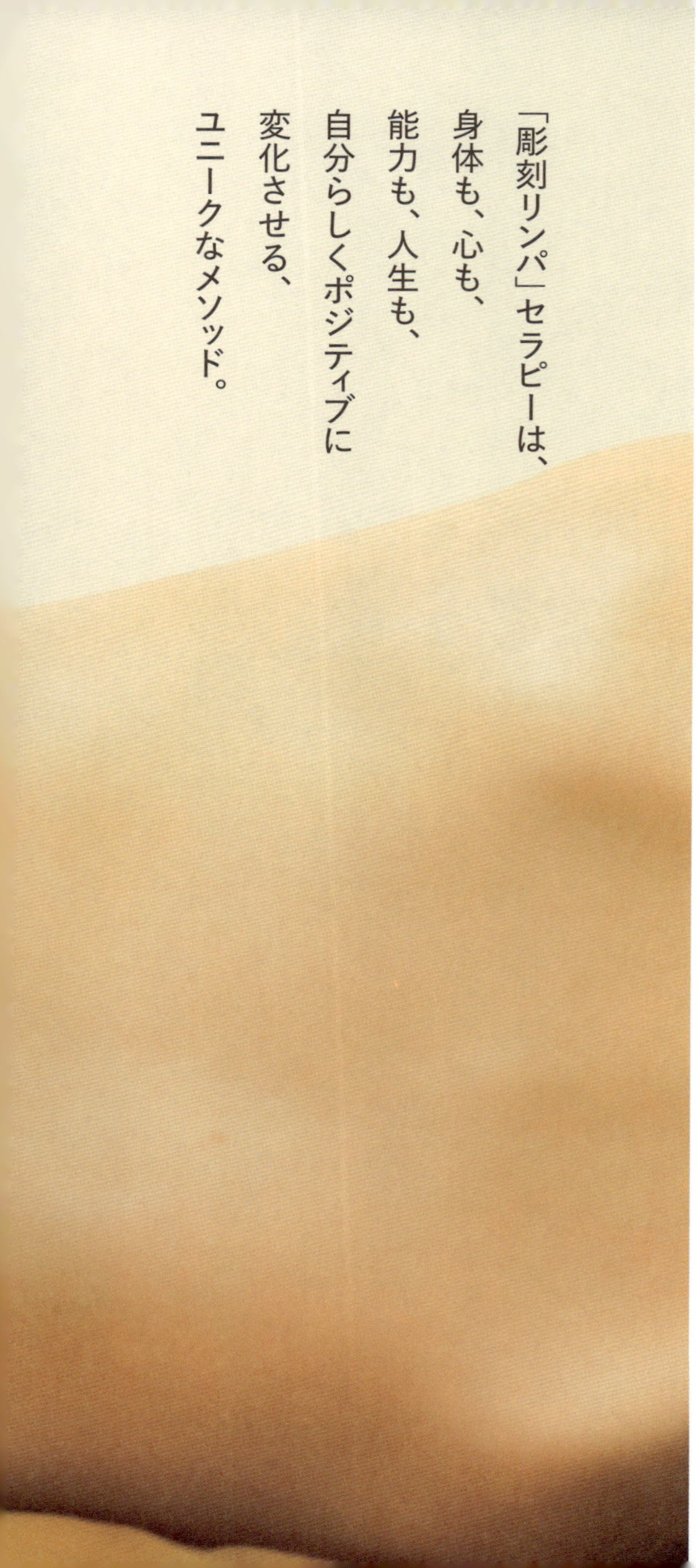

「彫刻リンパ」セラピーは、
身体も、心も、
能力も、人生も、
自分らしくポジティブに
変化させる、
ユニークなメソッド。

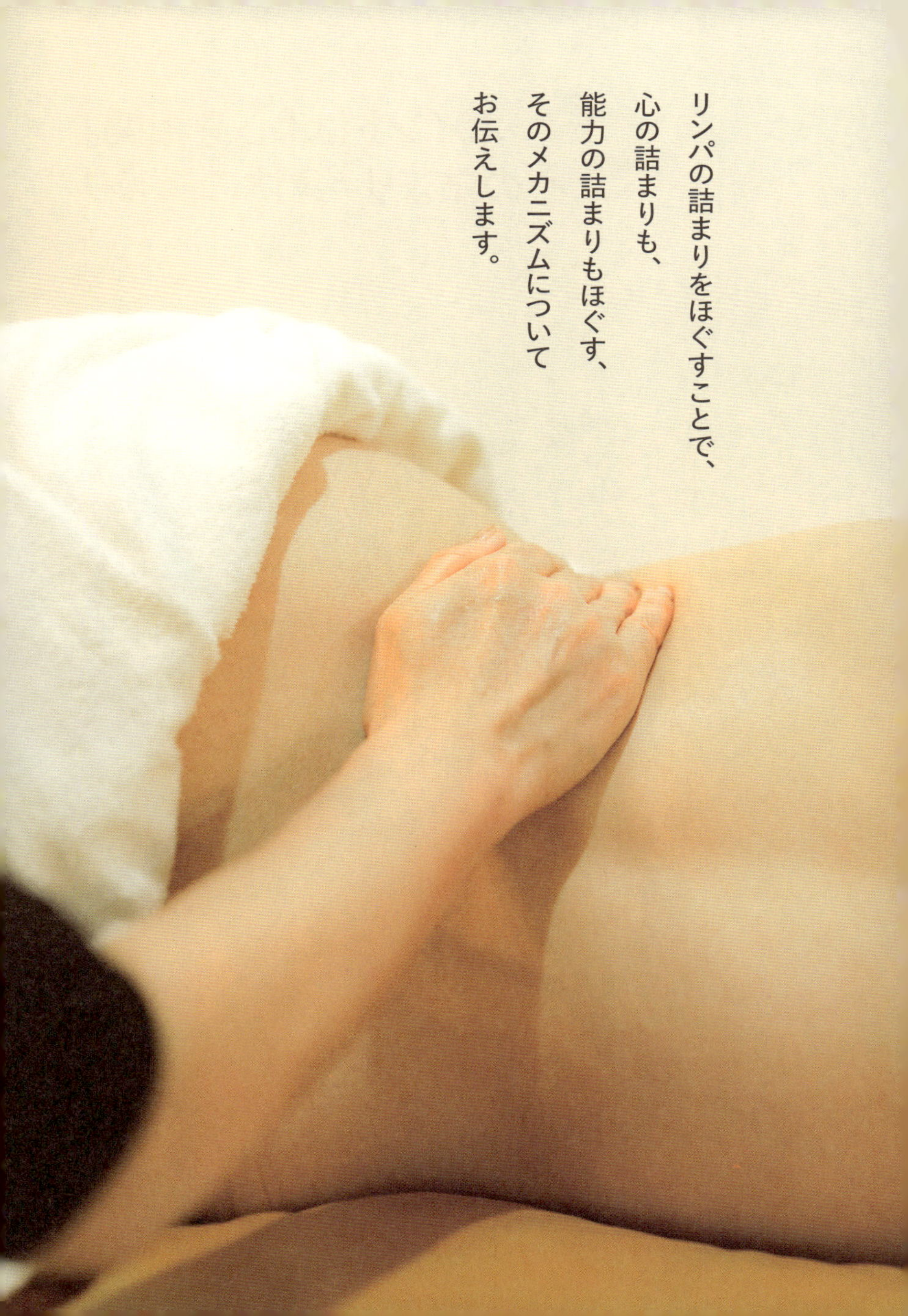

リンパの詰まりをほぐすことで、
心の詰まりも、
能力の詰まりもほぐす、
そのメカニズムについて
お伝えします。

ポイントは「心身相関」心の詰まり=身体の詰まり

「心の詰まりは、身体の詰まり」

「身体の詰まりは、心の詰まり」


これは、私が考案した「彫刻リンパ」セラピーの基本となる思想です。

私たちの「心」と「身体」は切っても切り離せず、深くつながっています。

たとえば、身体が疲れすぎて、ヤル気が出ない。心配事が続いて、胃が痛む。こんなふうに、心か身体のどちらかがダウンすることで、もう一方もダウンするという経験は、きっと誰にでもあるでしょう。

逆に、ストレッチで身体をほぐしたら気持ちもほぐれるなど、一方の調子がよくなることで、もう一方の調子もよくなる。そんなこともありますよね。

このように、心と身体が互いに影響を与え合う関係を「心身相関」と言います。

東洋医学では、この心身相関について、古くから言及されてきました。

たとえば、中医学の基本となる「陰陽五行説」では、度を越した感情は臓器に溜まり、臓器を傷つけるとされています。

- **怒りすぎると「肝**（肝臓・胆のう系）**」を傷つける**
- **動揺しすぎると「心**（心臓・小腸系）**」を傷つける**
- **疑い悩みすぎると「脾**（胃・脾臓系）**」を傷つける**
- **悲しみすぎると「肺**（肺・循環器系）**」を傷つける**
- **恐れすぎると「腎**（腎臓・膀胱・生殖器系）**」を傷つける**

ここに挙げたように、動揺すると心臓の鼓動が速くなって胸が痛むとか、悩みすぎて胃が痛くなるといったことを、私たちは日常的に経験していますよね。

私がサロンでお客様の身体に触れていても、膀胱や生殖器がある下腹部にハリやコリがある方は素直な自分を出すのを恐れていたり、肺のあたりにハリがある方は満たされない悲しみをお持ちだったり、そんな傾向が見られます。

つまり、心のつらい状態が、臓器に影響を与えているということ。

それが、ハリやコリを通じて感じられるのです。


ハリやコリはつらく、誰でも「イヤだなぁ」と感じるものですが、これは子どもが「ママ、僕のほうを見てよ」「可愛がってよ」と言う代わりに、悪さをするのと同じこと。

身体に痛みや不快感を引き起こすことで、「他人のほうばかり見ていないで、もっと自分を気にして！」「自分を可愛がって！」と、あなたに訴えかけているのです。

そう考えると、身体って本当にケナゲですよね。


ちなみに、ハリやコリの一因*となるのが、「リンパの詰まり」。

心身相関の観点に立つなら、リンパが詰まることで心が詰まり、心が詰まることでリンパが詰まる、と言えます。


*ハリやコリの原因は、病気等の可能性も考えられます。ハリやコリがあまりにも強かったり、長期間続く場合は、医療機関を受診しましょう。

臓器と感情の関係

中医学では、人間の内臓を「肝・心・脾・肺・腎」の5つに分類し、
それぞれの臓器と感情に深い関わりがあるとしています。

肺

〔関連する臓器〕
肺など

呼吸を担う肺には「悲しみ」が溜まりやすい。

心

〔関連する臓器〕
心臓・小腸など

血液や空気を循環させる心には、「動揺」が溜まりやすい。

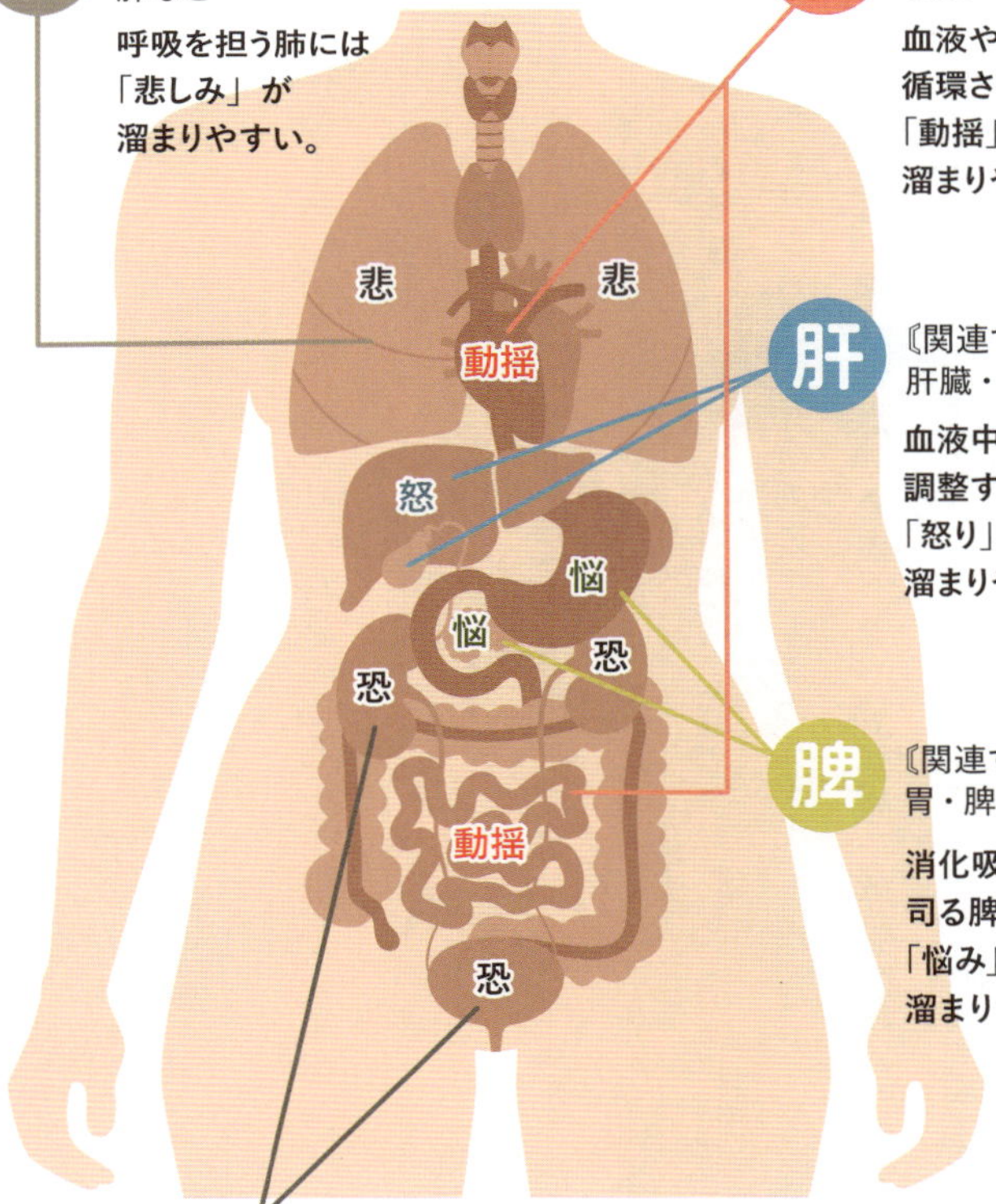

肝

〔関連する臓器〕
肝臓・胆のうなど

血液中の氣を調整する肝には「怒り」が溜まりやすい。

脾

〔関連する臓器〕
胃・脾臓など

消化吸収を司る脾には「悩み」が溜まりやすい。

腎

〔関連する臓器〕
腎臓・膀胱・生殖器など

生命エネルギーを生み出す腎には「恐れ」が溜まりやすい。

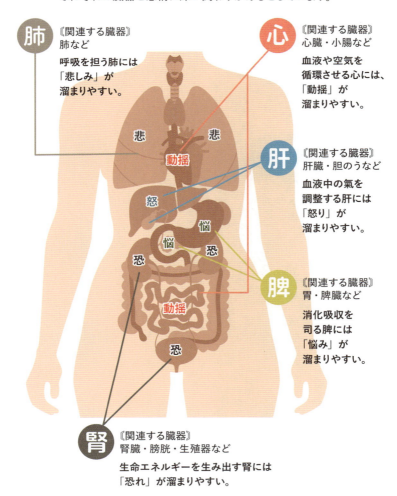

「深リンパ」ケアで身体と心の老廃物を押し流す

お伝えしたように、心や身体のハリやコリの一因になるのが、リンパの詰まりです。

ところで、リンパとは一体何でしょう？

一言で言い表すなら、リンパは「体内の下水管」です。

私たちの身体は、この下水管を通じて、老廃物や疲労物質、余分な脂肪分などを、体外に排出しています。

下水管の流れがスムーズだと、浮腫みがなくスッキリとしたボディラインや、艶やかでハリのある肌、疲れにくく、太りにくい体質などを得られます。

また、リンパは「免疫の要」でもあります。

リンパ管の集合地点であるリンパ節には、免疫細胞（リンパ球）があり、外から入って来た細菌やウイルスなどを処理してくれます。つまり、リンパの流れがスムーズだと、健康でもいられるのです。

全身に張り巡らされた「リンパ」は体内の下水管

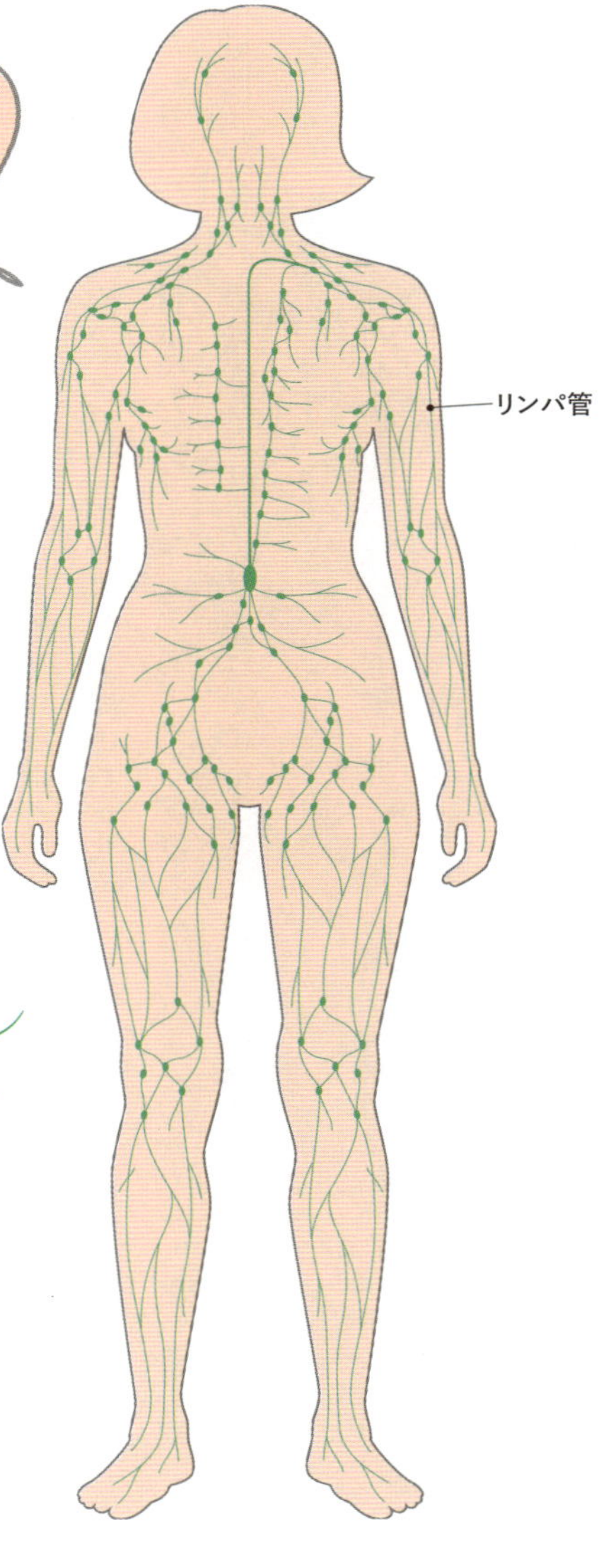

血管に沿う形で
全身に張り巡らされた
「リンパ」は、
静脈の血管が
回収しきれなかった
老廃物、疲労物質、
細菌などを回収する、
体内の「下水管」。

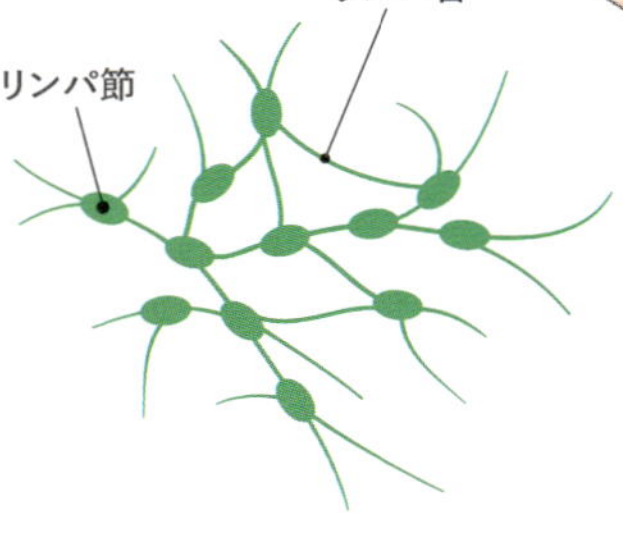

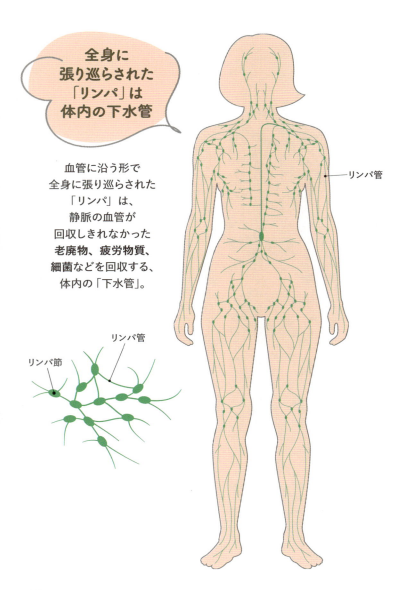

中でも、私たちの美容や心身の健康にとって、重要なのが「深リンパ」です。

実は、リンパには、肌の浅いところを流れる「浅リンパ」と、体深部を通る「深リンパ」の2種類があります。深リンパは内臓に絡みついているのが特徴です。

そのため、深リンパが詰まると、絡みついている内臓の力が低下してしまいます。逆に、深リンパの詰まりをほぐして流れをよくすると、内臓が活性化して、身体も心も元気になるのです。

ちなみに、一般的なリンパケアといえばリンパドレナージュですが、こちらでは浅リンパの詰まりをやさしい圧力でほぐして、流れをよくします。ただ、リンパ全体に占める浅リンパの割合は少なく、大半を占めるのが、深リンパです。しかも、リンパ管の構造上、深リンパの詰まりをほぐして流れをよくすると、一緒に浅リンパの流れもよくなることがわかっています。

つまり、深リンパをケアすれば、老廃物・疲労物質・余分な脂肪などをドバドバ排出できる身体になるのです。さらに、心身相関の観点から言えば、同時に心の老廃物も排出できることになります。

「彫刻リンパ」セラピーでは、強めの圧力で、深リンパをケアしていきます。

深リンパケアで、老廃物排出効果がMAXに！

「彫刻リンパ」セラピーでは
深リンパをケア

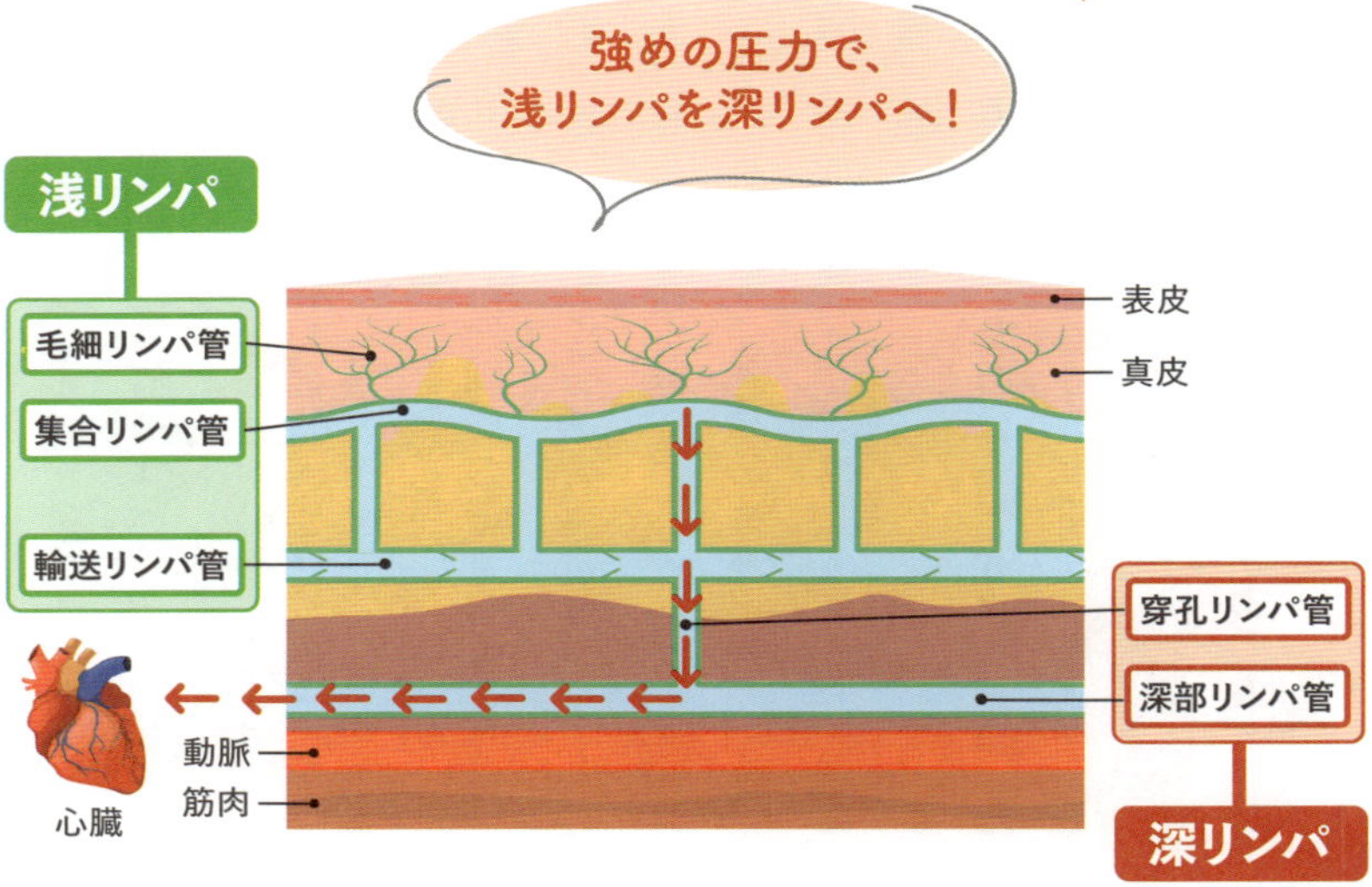

「彫刻リンパ」セラピーでは、
強めの圧力で深リンパをケア。
すると、浅リンパである
「毛細リンパ管」の中の老廃物などが、
穿孔《せんこう》リンパ管を通じて、
深リンパである「深部リンパ管」へ移動。
さらに心臓へ送られて、体外へ排出されます。

チャクラの詰まりをほぐすと本来の能力が開花する

「彫刻リンパ」セラピーでケアする、深リンパ。その流れはとても弱く、ゆっくりとしたものです。そのため、ものすごく詰まりやすい傾向があります。

たとえば、姿勢がよくないとか、運動不足とか、締めつけのキツイ下着や靴をはいているとか、そうしたことですぐに詰まります。

また、リンパは自律神経の影響を強く受けるため、寝不足や精神的なストレスでも、たちまち詰まります。

その結果、心も身体も詰まってしまうわけですが、さらに怖いのが、**リンパが詰まると、その人が本来持っている能力に蓋《ふた》がされてしまう**こと。

私がそれに気づいたのは、チャクラ理論を学んだことがきっかけです。サンスクリット語で「車輪」を意味するチャクラとは、肉体と精神をつなぐエネルギースポット。古代インド発祥のチャクラ理論によれば、人体には7つのチャクラがあるとされています。

肉体と精神が健康で、それぞれのエネルギーバランスが釣り合っているとき、7つのチャクラは適度に活性化して、生きるために必要なさまざまな能力を生み出します。

7つのチャクラが生み出すのは、次のような能力です。

第1チャクラ【下半身】「生命力」を象徴……生存、アイデンティティ、グランディング
第2チャクラ【下腹部】「感情」を象徴……欲求、喜び、性、バランス
第3チャクラ【みぞおち】「個性」を象徴……意志、力、自尊心、自主性、自立
第4チャクラ【胸】「愛」を象徴……思いやり、癒し、与える・受け取る
第5チャクラ【喉・首】「自己表現力」を象徴……コミュニケーション、創造力、信頼
第6チャクラ【眉間】「直感力」を象徴……直感、インスピレーション、本質を見抜く
第7チャクラ【頭頂部】「高次元の意識」を象徴……安心感、ゆだねる、宇宙とのつながり

実は、生まれたばかりの赤ちゃんは、7つのチャクラがすべて活性化していて、ここに挙げたすべての力を使えるそうです。

ところが、肉体や精神にストレスを受け続けて、リンパが詰まってしまうと、チャクラのエネルギーバランスが乱れて、こうした能力が使えなくなってしまいます。つまり、チャクラが詰まると、能力も詰まるのです。

私がセラピストとして、実際にたくさんのお客様のお身体に触れ続けてきた結果、

第1チャクラ【下半身】のリンパが詰まると、土台がゆらぎ「生命力」が不足しがちに。

第2チャクラ【下腹部】のリンパが詰まると、自分の「感情」を抑えがちに。

第3チャクラ【みぞおち】のリンパが詰まると、「個性」を発揮するのが苦手に。

第4チャクラ【胸】のリンパが詰まると、「愛」を受け取れず、人に尽くしがちに。

第5チャクラ【喉・首】のリンパが詰まると、周りに気を遣い「自己表現」が苦手に。

第6チャクラ【眉間】のリンパが詰まると、考えすぎて「直感力」の発揮が苦手に。

第7チャクラ【頭頂部】のリンパが詰まると、甘えるのが苦手で「高次元の意識」とつながれない……といった傾向があることもわかりました。


逆に、**これらの詰まりをほぐすと、抑えられていた能力が徐々に開花し、パフォーマンスがアップしていきます。**

Chakra Chart

チャクラ ＝ 身体にある7つのエネルギースポット

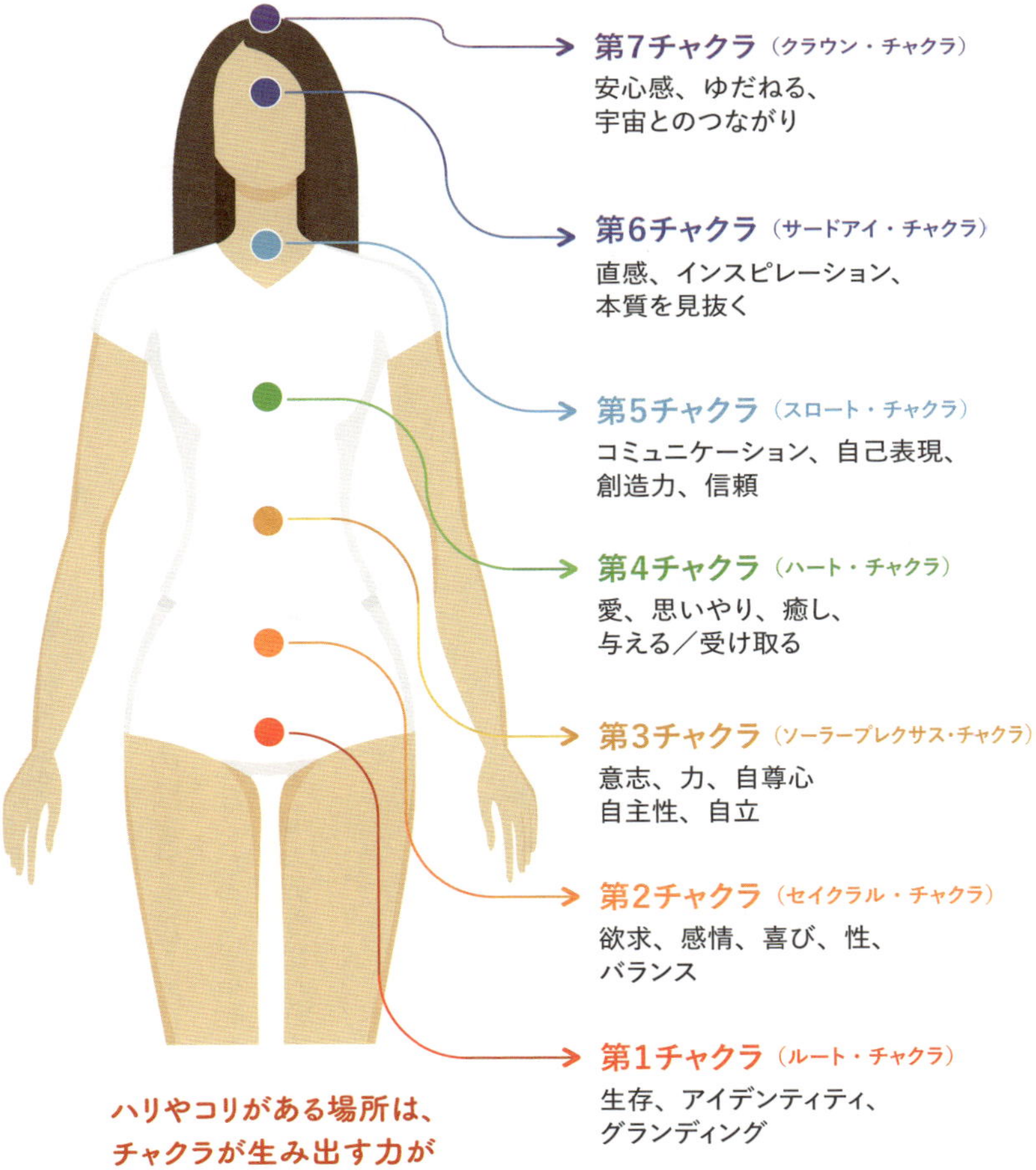

**ハリやコリがある場所は、
チャクラが生み出す力が
使えなくなっている可能性大！**

不要なものを削ぎ落として本来の自分に戻りましょう

「彫刻リンパ」セラピーのポイントをまとめると、

※**身体（深リンパ）の詰まりから、心の詰まりも読み解ける**
※**身体（深リンパ）の詰まりから、使えなくなっている能力がわかる**
※**身体（深リンパ）をほぐすと、身体も心も元気になり、能力が開花する**

ということになります。

身体と心の声を聴き、疲れを癒して、能力を解放する。
これが「彫刻リンパ」セラピーの本質なのです。

日々を忙しく過ごす私たちは、他人の要望を聴くことばかり優先して、自分の身体や心の声を無視しがちです。

けれど、「彫刻リンパ」セラピーの知識を持って、自らの身体に触れると、

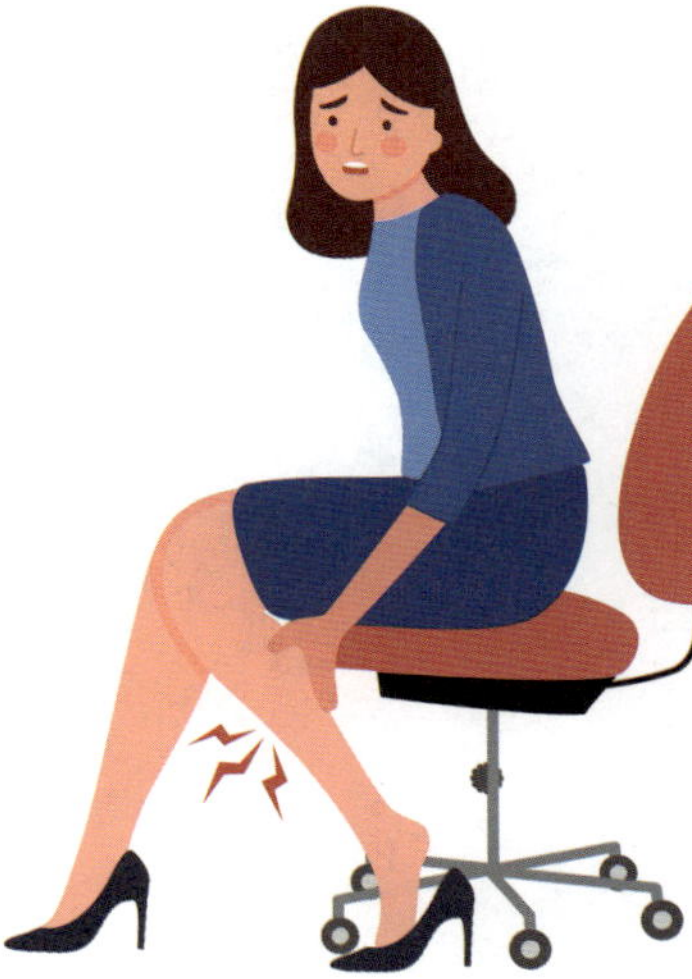

押すと脚にハリ・コリがある

↓

脚の深リンパが詰まっている

↓

下半身のチャクラが詰まっている

↓

生命力不足？　休憩が足りていない

「お腹の右上、肝臓のあたりが痛い。イライラが溜まっているのかも?」
「脚がパンパンに張っている。ということは、生命力が不足しているってことかな。つまり、休憩が足りていないのかも?」
「喉がこわばって声が出づらい。これは、周りに気を遣って言いたいことを言わずに、自己表現できていないからかも?」
などといったことがわかります。

さらに、悩みながらがんばる自分を、トリートメントで癒せます。

結局のところ、「彫刻リンパ」セラピーの知識やテクニックを手に入れるということは、**「自分の取り扱い説明書」を手に入れるということなのです。**

少し話は変わりますが、一流の仏師は、彫ろうとする木塊の中に、彫るべき仏様のお姿が見えていると言います。

「彫るべき仏様のお姿」とは、その方の本質に根差したシンプルなお姿のこと。仏師は、仏様の本質的なお姿を彫り出すべく、仏様が埋まっている周りの木くずを彫刻刀で削ぎ落とすだけなのだそうです。

「彫刻リンパ」セラピーも、それと同じです。

身体に触れることで、自分の抱える悩みを知り、そこから今の自分が本当に必要としていることに気づく。

その上で、今の自分に不要なもの——たとえば、老廃物や余分な脂肪分、心に溜まったネガティブなもの、しがらみとなる人間関係など——をスッキリと削ぎ落としていく。

そうすることで、常に本来のシンプルな自分に戻っていく。

軽やかになった身体と心で、自分が望む幸せに向かって歩む力を取り戻す。

そのための習慣を、ぜひ手に入れていただきたいと思っています。

では、トリートメントを始めていきましょう！

Part 2

「彫刻リンパ」セラピーのセルフ・トリートメントを始めましょう

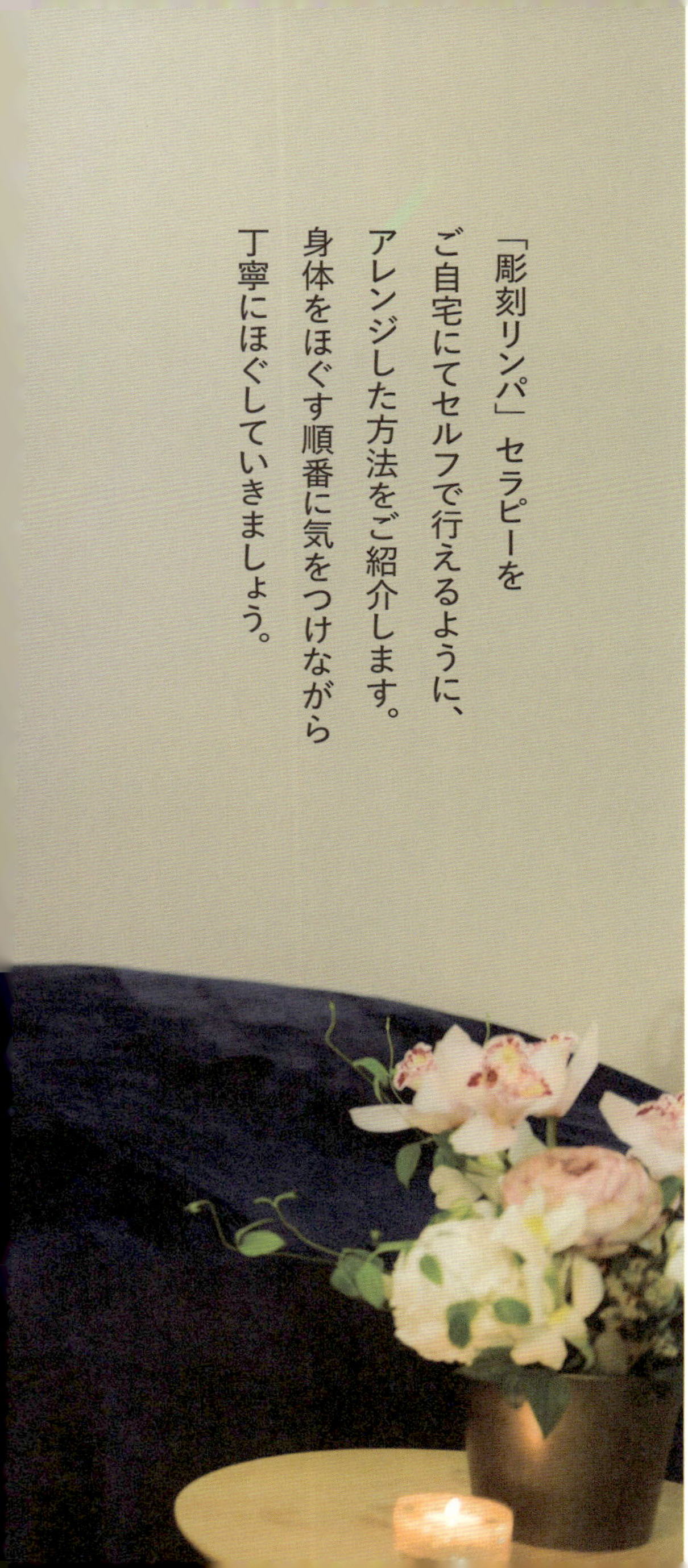

「彫刻リンパ」セラピーを
ご自宅にてセルフで行えるように、
アレンジした方法をご紹介します。
身体をほぐす順番に気をつけながら
丁寧にほぐしていきましょう。

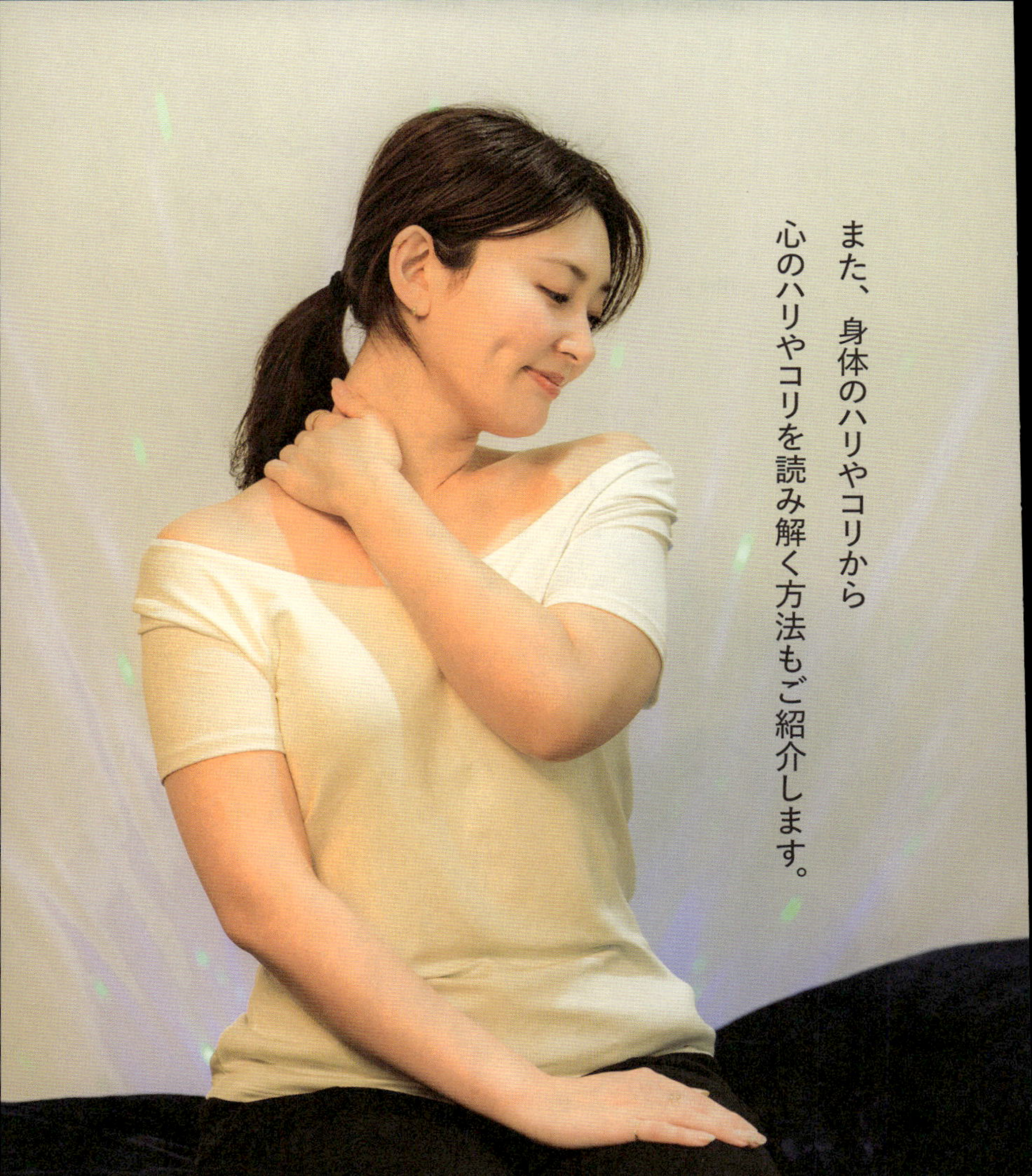

また、身体のハリやコリから
心のハリやコリを読み解く方法もご紹介します。

「彫刻リンパ」セラピーのポイント①

全身の「リンパ節」を徹底ケア!

リンパの合流地点を重点的にほぐす

「彫刻リンパ」セラピーでは、リンパを中心としたトリートメントを行います。

リンパは、血管に沿って全身に張り巡らされた、体内の下水管。リンパ管・リンパ液・リンパ節の3つから成ります。

【リンパ管】血管（静脈）が取りこぼした老廃物、疲労物質、細菌などを取り込む管。

【リンパ液】リンパ管が取り込んだものを運搬する体液。

【リンパ節】リンパ管がクロスする合流地点。リンパ液中の老廃物、疲労物質、細菌などを濾《こ》し取るフィルター。

中でも、ポイントになるのが、「リンパ節」です。多くのリンパ管が合流するリンパ節をほぐすことで、リンパ液がスムーズに流れ、老廃物などを排出しやすく、疲れにくい、美しくて健康的な身体になります。

全身のリンパの流れと
「彫刻リンパ」セラピーで重点的にほぐすリンパ節

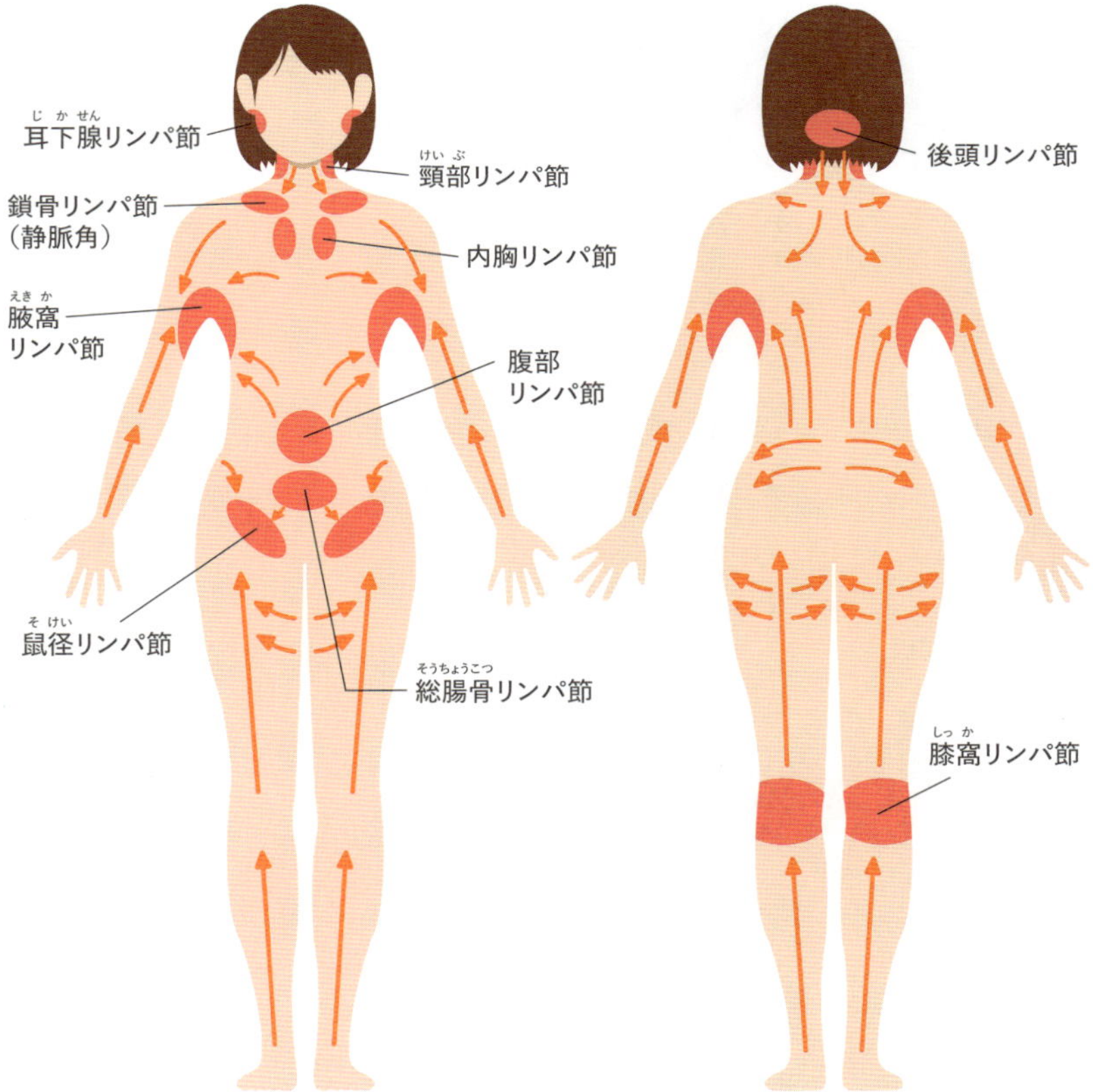

身体には約 600 ～ 800 個のリンパ節があるとされていますが、
特に重要なのが上記のリンパ節。
ここを重点的にトリートメントすることで、老廃物を排出しやすく、
疲れにくくて、美しい健康的な身体に！

「彫刻リンパ」セラピーのポイント②

「彫刻リンパ」セラピーは行う順序が重要！

トリートメントは、下半身から頭へ

チャクラ理論をベースとする「彫刻リンパ」セラピーでは、トリートメントは基本的に、下半身から頭に向けて行います。これは第1チャクラから第7チャクラに向けて行うということ。この順番がとても重要です。

なぜなら、7つのチャクラには「人間の7つの成長段階」に必要なエネルギーが宿っています。

中でも、成長の土台となるのが、第1チャクラ（下半身）が生み出す「生命力」。最初にここを活性化して、しっかりとした土台を築きます。土台が不安定だと、その上に何を積み上げてもグラついて倒れるからです。

第1チャクラを整えたら、次は第2、第3……と、土台に近い部分からトリートメント。

下から整え、一つひとつ上に効果を積みあげていくことで、揺るがない人間に成長するためのエネルギーが得られます。

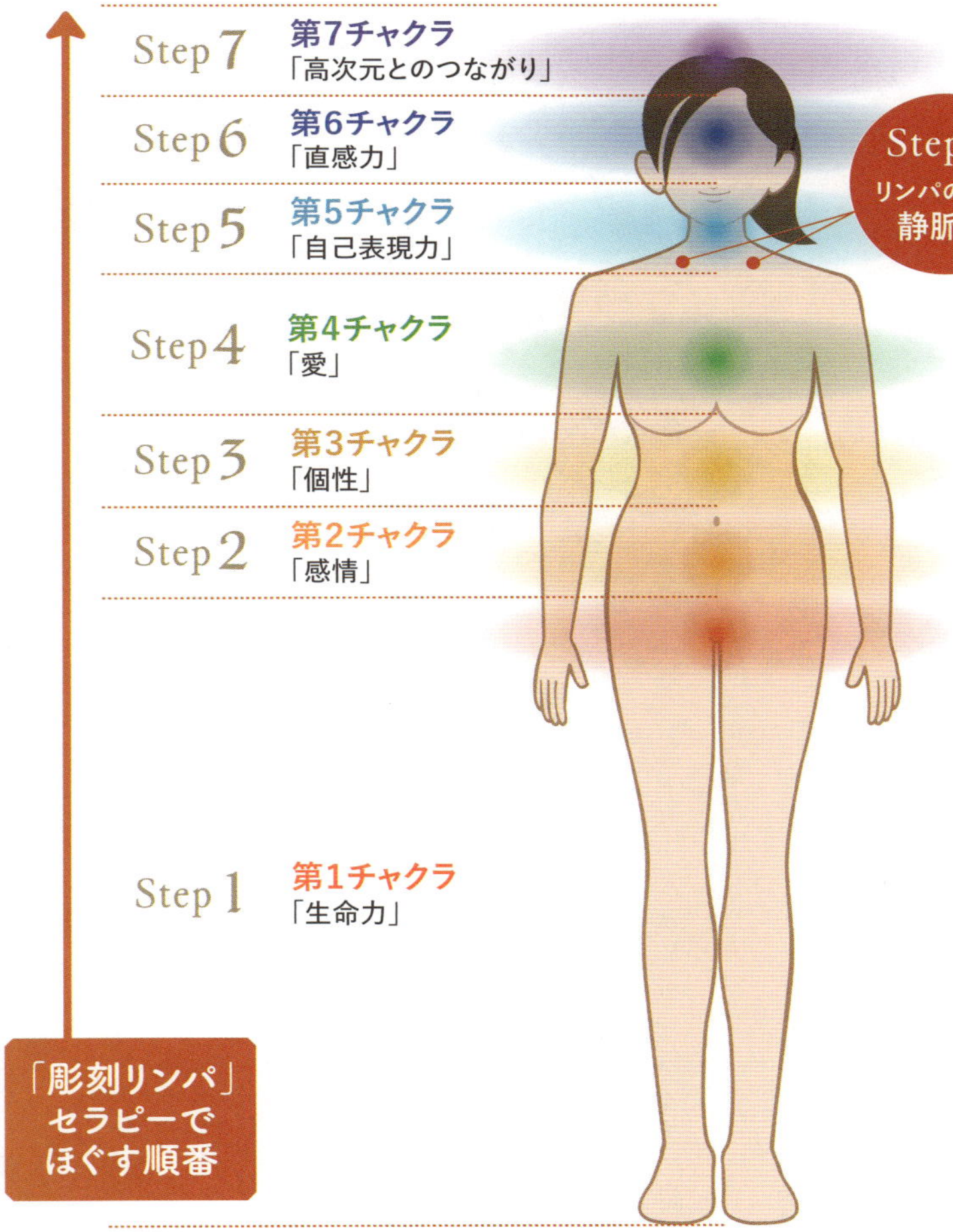

※ ただし、脚をほぐす前に、全身のリンパの出口「静脈角」からほぐすのがポイントです！（69 ページ参照）

トリートメント前の準備①

マッサージクリームを用意する

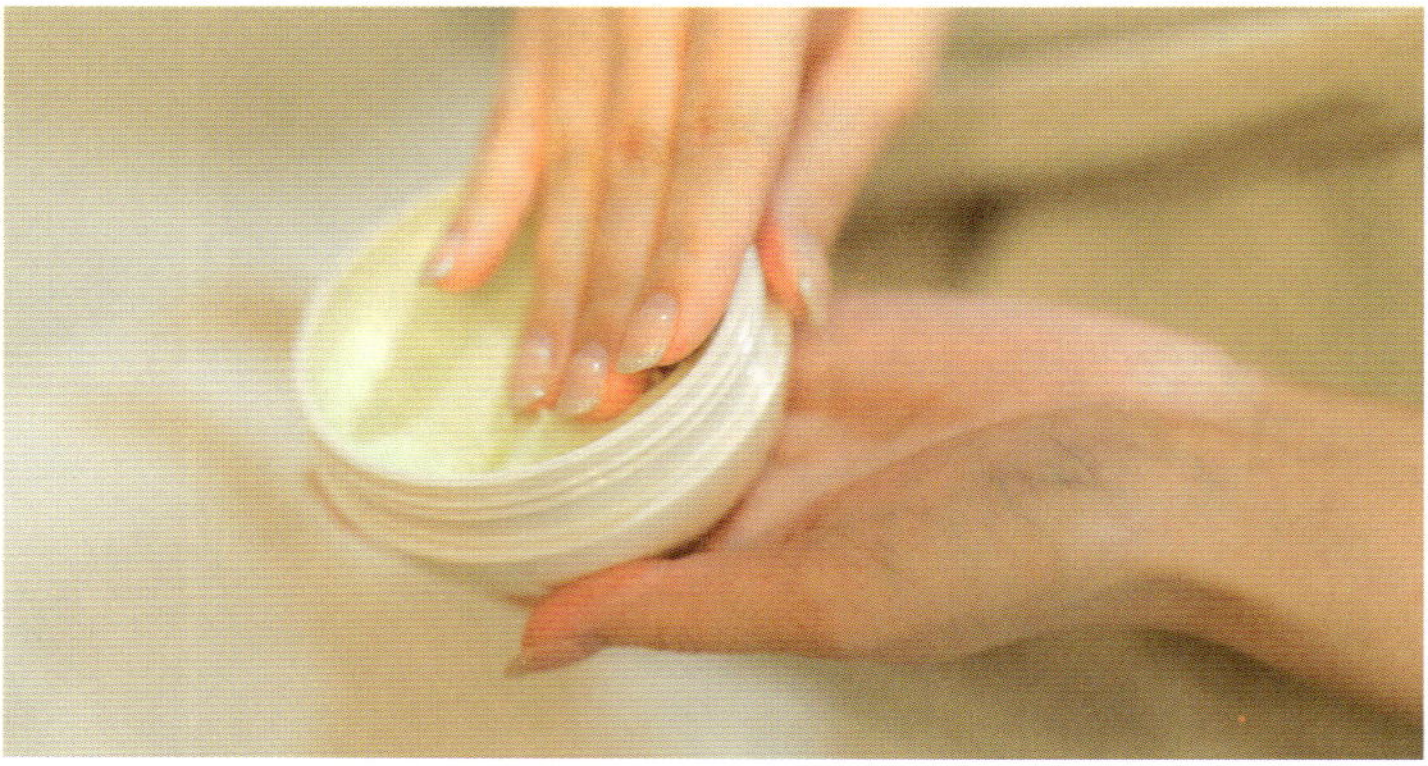

「深リンパ」の詰まりを見つけるために

「彫刻リンパ」セラピーのサロンでセラピストがトリートメントをする際は、骨盤調整や筋膜リリースも行いますが、本書ではリンパケアに焦点を当てています。最も効果的なのがリンパケアだからです。

リンパ・トリートメントを始める前に、ご準備いただきたいのがマッサージクリーム。

一般的なトリートメントではオイルを使いますが、「彫刻リンパ」セラピーでは**マッサージクリームを使用します。**理由は、「彫刻リンパ」セラピーでケアするのが、「浅リンパ」ではなく**「深リンパ」**だからです。

肌のすぐ下にある「浅リンパ」を刺激する際は肌をやさしくさする程度の力で十分ですが、体深部を通る「深リンパ」を刺激する際は、**肌に痛気持ちいい程度の圧力をかける**必要があります。

この場合、オイルを使うと、圧力をかける手が滑りすぎてしまうのです。

けれど、ほどよい滑り感のあるマッサージクリームを使うことで、圧力をかけた手を肌の上でゆっくりと動かすことができるようになります。

すると、深リンパの詰まりであるハリやコリをキャッチしやすくなり、そこを揉みほぐしやすくなります。

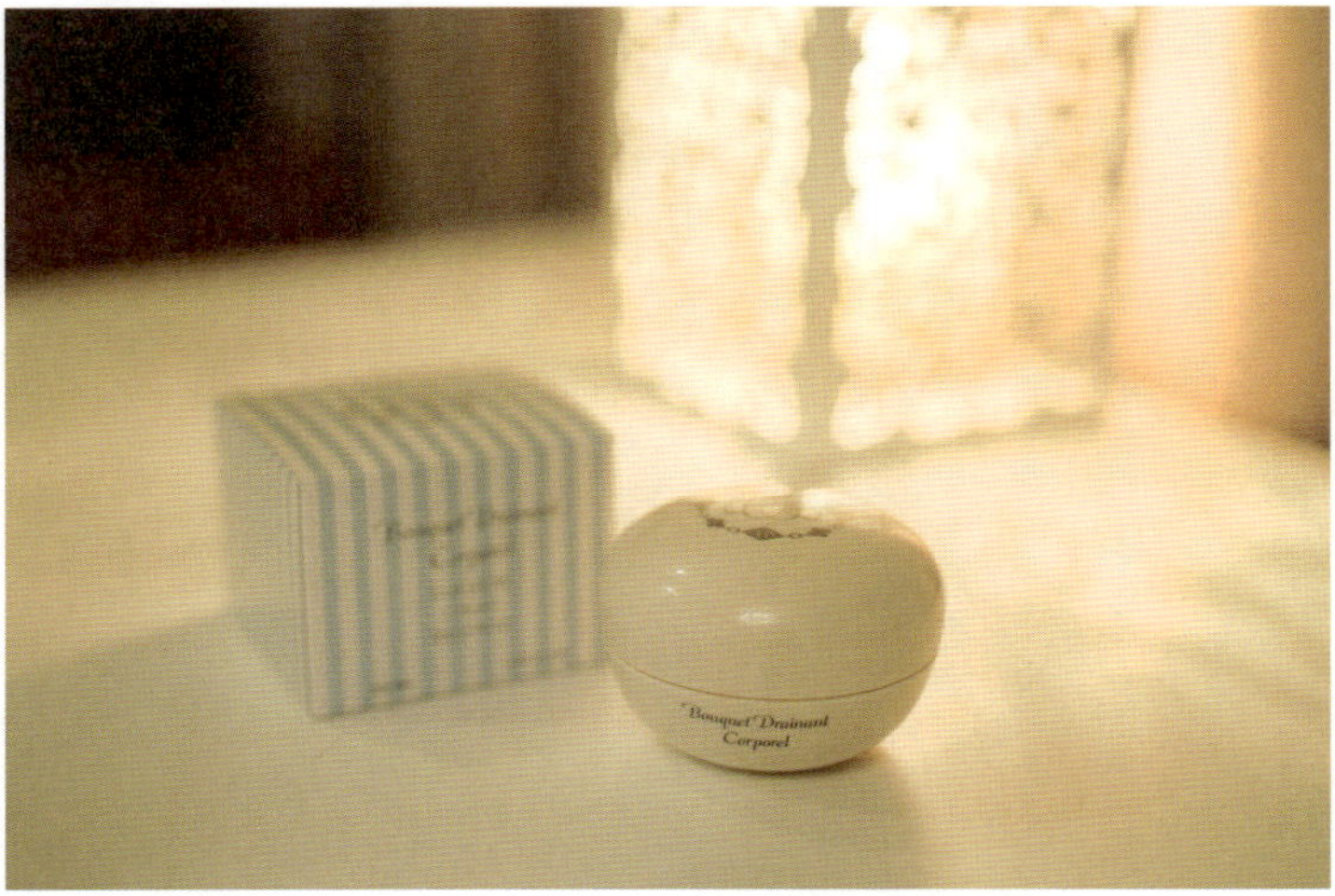

ELT ブーケ ドレナン コーポレル<ボディトリートメントクリーム> 150ml　¥6,200
「彫刻リンパ」セラピーのために開発されたクリーム。サロンでも使っています。

トリートメント前の準備②

手指の使い方の基本を知っておく

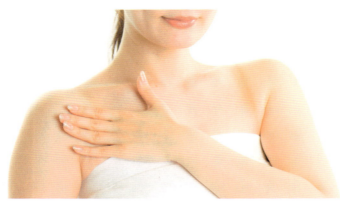

リンパケアを行うときは「点」ではなく「面」を意識

「深リンパ」をトリートメントするときは、身体の深いところにあるリンパ管を圧迫する必要があるので、**痛気持ちいい程度の圧力をかけるのが基本。**

そして、圧力をかけるときは、基本的に手のひらや手根《しゅこん》など、広い「面」を使う必要があります。

なぜなら、指先などの「点」を使って肌に強めの圧力をかけると、肌やそのすぐ下にある浅リンパ管を傷め、強い痛みが出ることがあるからです。

首や鎖骨、目のまわりなど、狭い範囲をトリートメントするときは指先を使いますが、このときも指の腹を使って行うなど、ごく小さな一点に圧力がかかりすぎないように意識して行います。

【リンパケアでの手指の使い方】

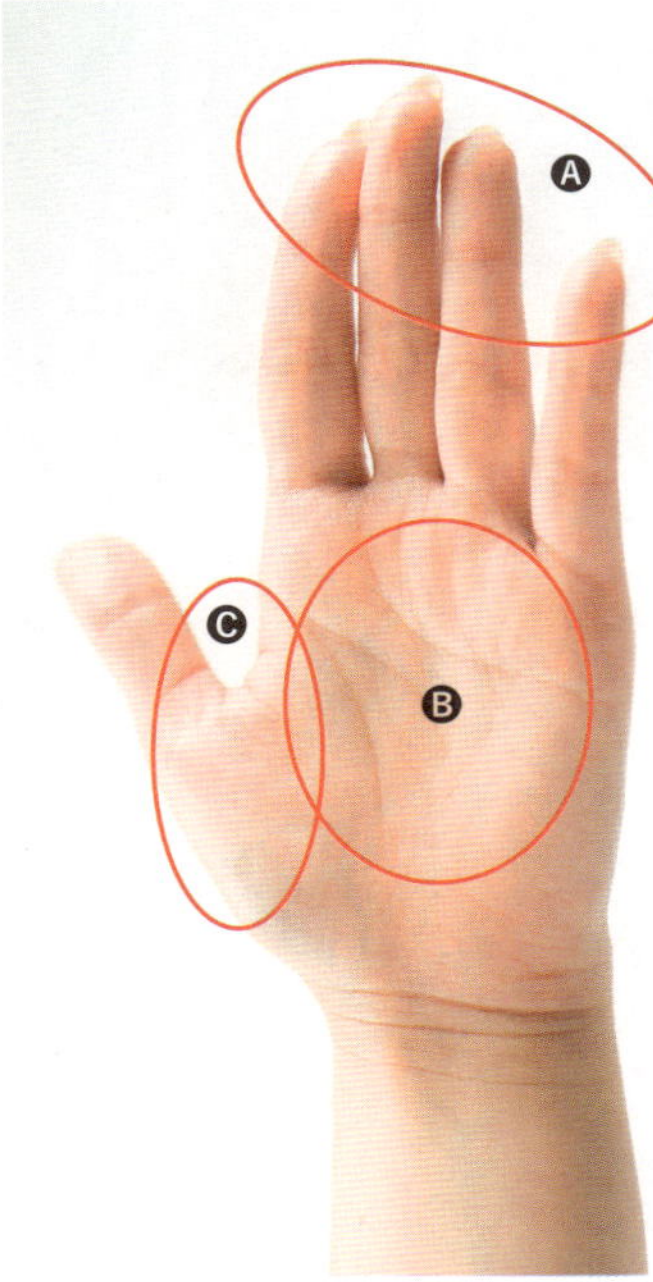

A
首や目のまわりなどは、指先ではなく、指の腹を使って圧をかける

B
お腹や胸などに圧をかけるときは、手のひらを使う

C
脚や腕などは、親指と人差し指の間のくびれに挟み、手根で圧をかける

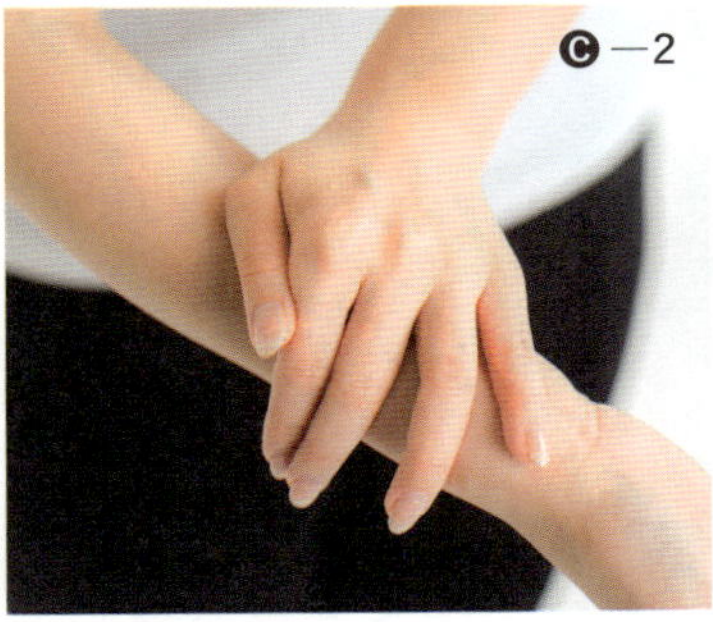

C—2
手根を使うときは、カッサのように押し当てて

トリートメント前の準備③
身体を温める

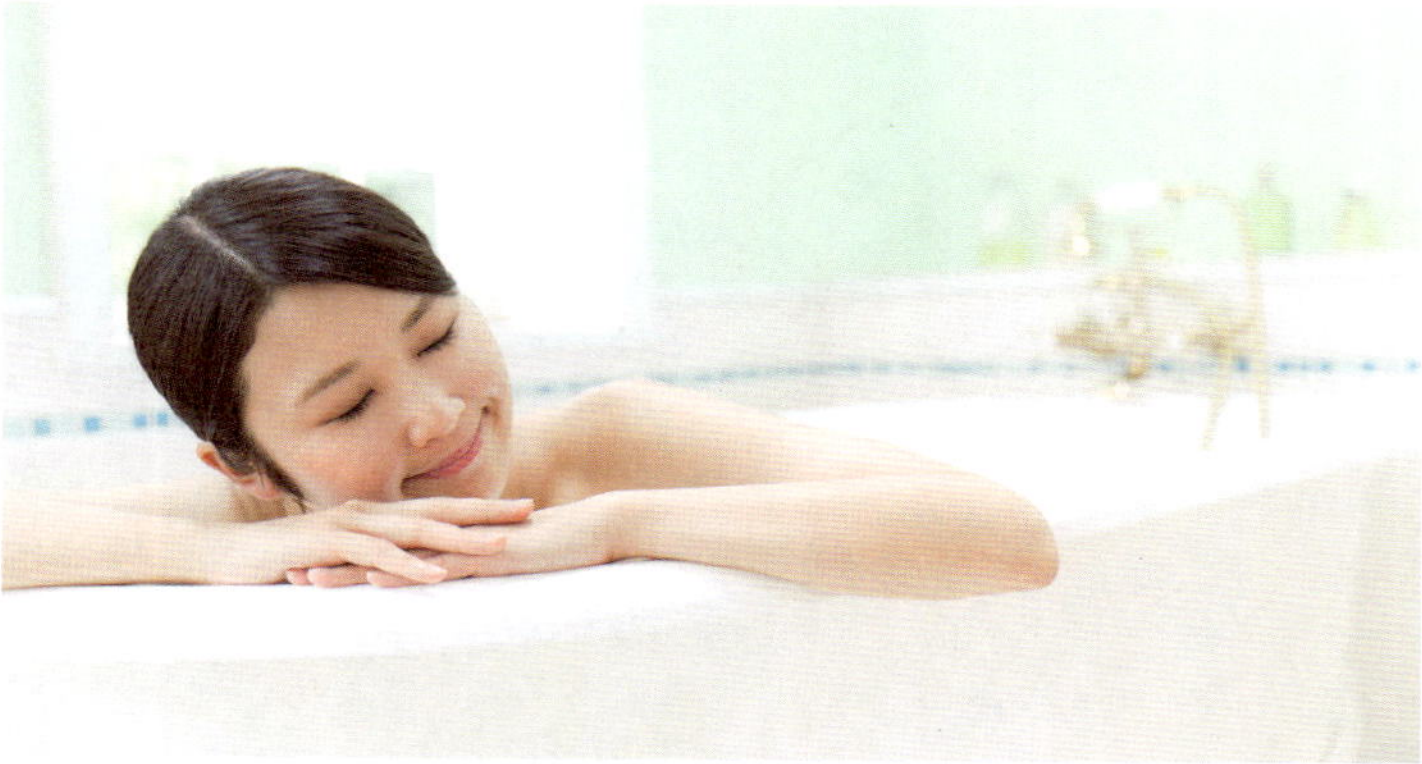

できれば湯船につかりましょう

トリートメントを始める前だけでなく、できれば普段から気をつけていただきたいのですが、「体温を上げる」ことを常に意識してください。

実は「彫刻リンパ」セラピーのサロンでトリートメントを行うときは、お客様に岩盤マットの上に横になっていただき、**身体を温めながら行います。すると発汗が促され、硬くなった筋肉もゆるみ、リンパ液の流れもよくなるからです。**

ですから、おうちでトリートメントするときは、できればその前にゆっくり湯船につかって、身体を温めるのがオススメです。

湯船のお湯の温度は、38～39℃がよいでしょう（冬場は40℃）。ぬるめのお湯に20分程度つかり骨の髄まで温まることで、その後にトリートメントをすると老廃物の詰まりがほぐれやすくなりますし、リラックスを司る副交感神経が優位になって入眠しやすくなります。それより高い41℃以上になると、緊張状態を司る交感神経が優位になって目が冴えてしまうので要注意です。

また、湯船にはミネラルがたっぷり入ったバスソルトを入れるのがオススメです。日本の水道水は残留塩素が多く、入浴することでそれを肌から吸収していると言われます。でも、入浴剤としてミネラルを入れると、ミネラルが肌のたんぱく質と結合して保護膜をつくるため、残留塩素を吸収しにくくなります。自律神経やホルモンのバランスも整います。

あるいは、日本酒を入れてもいいと思います。塩（ソルト）や日本酒は、日本人には必須の浄化アイテムですから、その力を上手に借りてください。

お風呂に入る前と、入った後は、コップ1杯の水分の摂取をお忘れなく。

トリートメント前の準備④

質のよいお水をたっぷり飲む

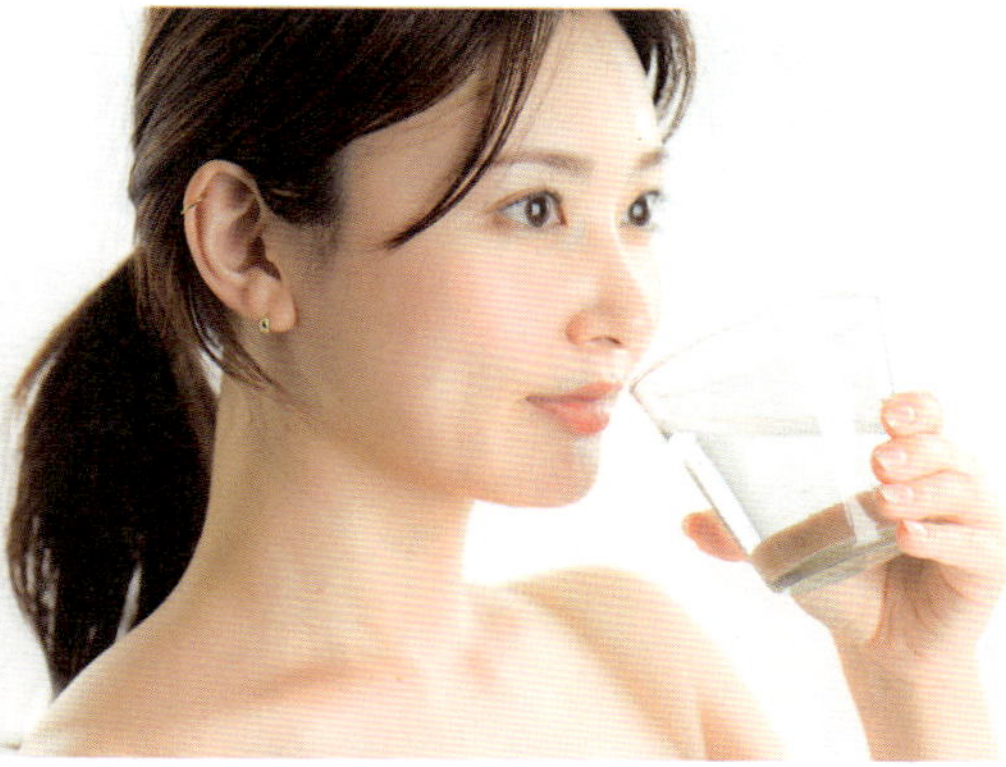

できれば普段から、質のよいお水をできるだけこまめに飲むようにしましょう。

目安としては、1日2リットル。体内の水分量が少ないと、リンパ液がドロドロになって老廃物が流れにくくなり、尿や汗として体内の老廃物を排出することもできなくなるからです。

摂取する水分は、「ノンカフェイン」がオススメです。水分摂取の際にお茶やコーヒーを常飲している方が多いのですが、これらに含まれるカフェインは利尿効果が高く、身体に必要な水分まで体外に排出するため、かえって水分不足に。その結果、血液がドロドロになって、脳溢血や心筋梗塞、アレルギーなどを起こしやすくなります。アルコールも同様です。

大切なのは、**「利尿」**ではなく、**「排尿」を促す**こと。

そのためには、ノンカフェインのお水をたっぷり飲むことが重要です。

私のサロンでは、トリートメント後の水分補給に、お客様に**ノンカフェインのハーブティー「ビデンスティー」**をお出しします。これは、自然が美しい沖縄県宮古島で、キク科のタチアワユキセンダングサを農薬や化学肥料などを一切使わずに育ててつくったハーブティーです。きれいな空気や水で育てられた植物からできたこのお茶は、妊婦さんも安心して飲めるとされています。自然な排尿を促せるのでオススメです。

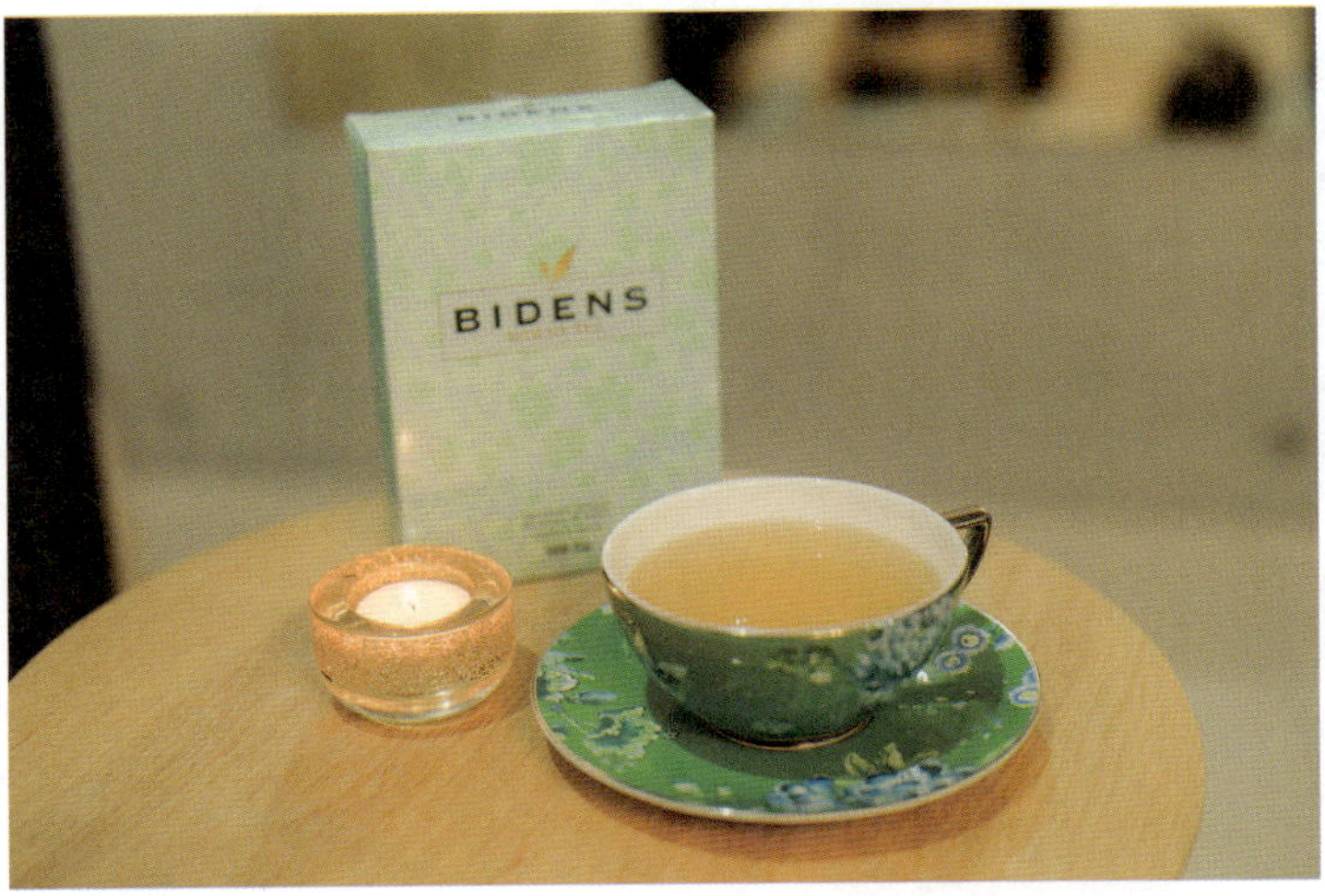

ビデンスティー　（ティーバック）3.5g × 31 包　¥6,300　（ペットボトル）500ml × 24 本　¥9,000

「彫刻リンパ」セラピーを行う際の3つの注意点

「彫刻リンパ」セラピーを体験していただくにあたり、次の3点を押さえていただくことで、より安全に、効果を実感できるようになります。

❶トリートメントの際は、「痛気持ちいい」程度の圧力で

深リンパをケアする際は、手のひらなどを使って身体の深部をやや圧迫するイメージで行うため、適度な圧力が必要になります。

とはいえ、強すぎる力をかける必要はありません。手のひらなどで肌の上から押して、「痛気持ちいいな」と感じる程度の、あなたにちょうどいい圧力で行いましょう。

❷だるさが出たら、入浴や水分摂取でケアを

深リンパの詰まりをほぐすと、トリートメント直後から、身体がスッキリと軽くなる

のを実感できます。

また、半日後には驚くほど身体が軽くなることを実感できるでしょう。

なぜなら、血液はたった40秒で全身を一周しますが、リンパ液の流れはとてもゆっくりで、リンパ管の起点から心臓にたどり着くまで12〜24時間かかります。そのため、リンパの詰まりがすっかり流れ切るのに半日〜1日程度かかるのです。

このリンパが流れ切る半日〜1日の間に、一時的に頭痛やだるさが出る方がいます。深リンパを刺激すると、リンパドレナージュに比べて数倍もの老廃物が排出されると言われているのですが、このデトックスの過程で、頭痛やだるさが出ることがあるのです。

そのときは、ゆっくり入浴したり、水分を多めに摂ることで、頭痛やだるさを癒すことができます。

❸ 持病があるなら、事前に医師に確認を！

リンパケアを行う場合、持病をお持ちの方や、発熱など風邪のような症状のある方は、事前にかかりつけの医師にリンパケアを行っても大丈夫かどうか、確認が必要です。

Start！

「セルフハグ＋深呼吸」で癒しスイッチをONにする

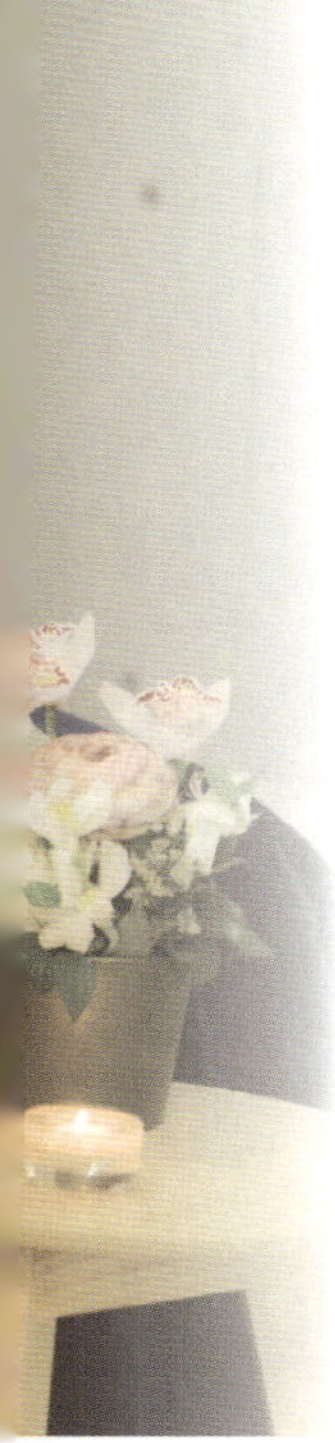

自分のための特別な時間を始めましょう

それでは、トリートメントを始めていきましょう。

最初に、「彫刻リンパ」セラピーを行う時間は、ボディケアを通じて自分の身体や心と対話する、特別な時間であることを意識します。そのために、「今日もお疲れ様。今から私の声をしっかり聞いていくよ」と心の中で言いながら、**自分をそっと抱きしめてあげてください。**

その後、背筋を伸ばして、**ゆったりとした深呼吸を数回行います。**リラックスを司る副交感神経のスイッチは、肺の下の横隔膜付近にあります。ゆっくりとした腹式呼吸で、横隔膜をおだやかに動かすことで、リラックスのスイッチが入ります。

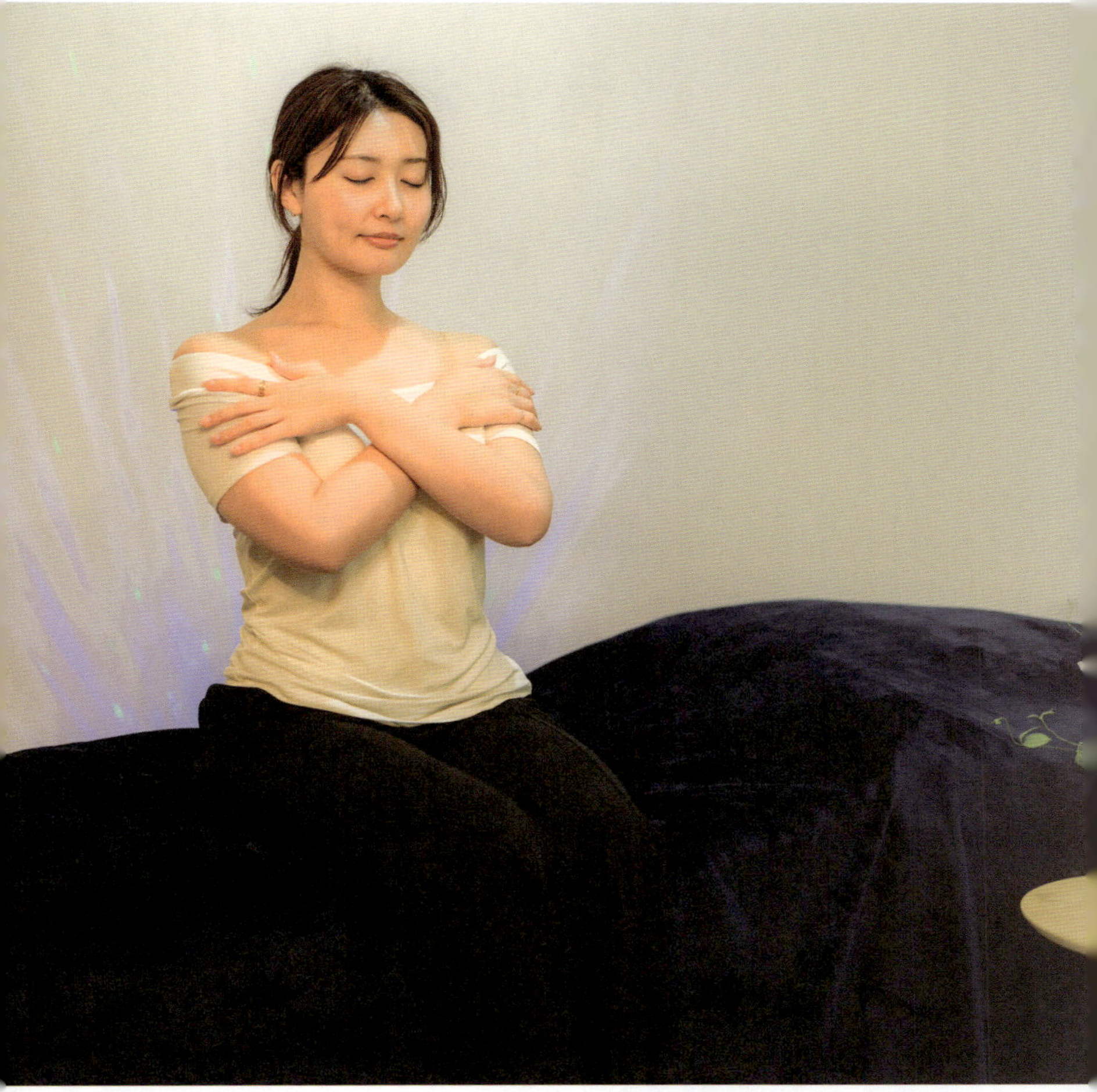

深呼吸は、「吸う」ではなく、「吐く」からスタート。先に肺を空っぽにすることで、たくさん息を吸い込めるようになり、深い呼吸をすることができます。自分を癒すための特別な時間の演出として、部屋を暗くして、アロマキャンドルなどを灯すのも効果的です。

Step 0

鎖骨まわり

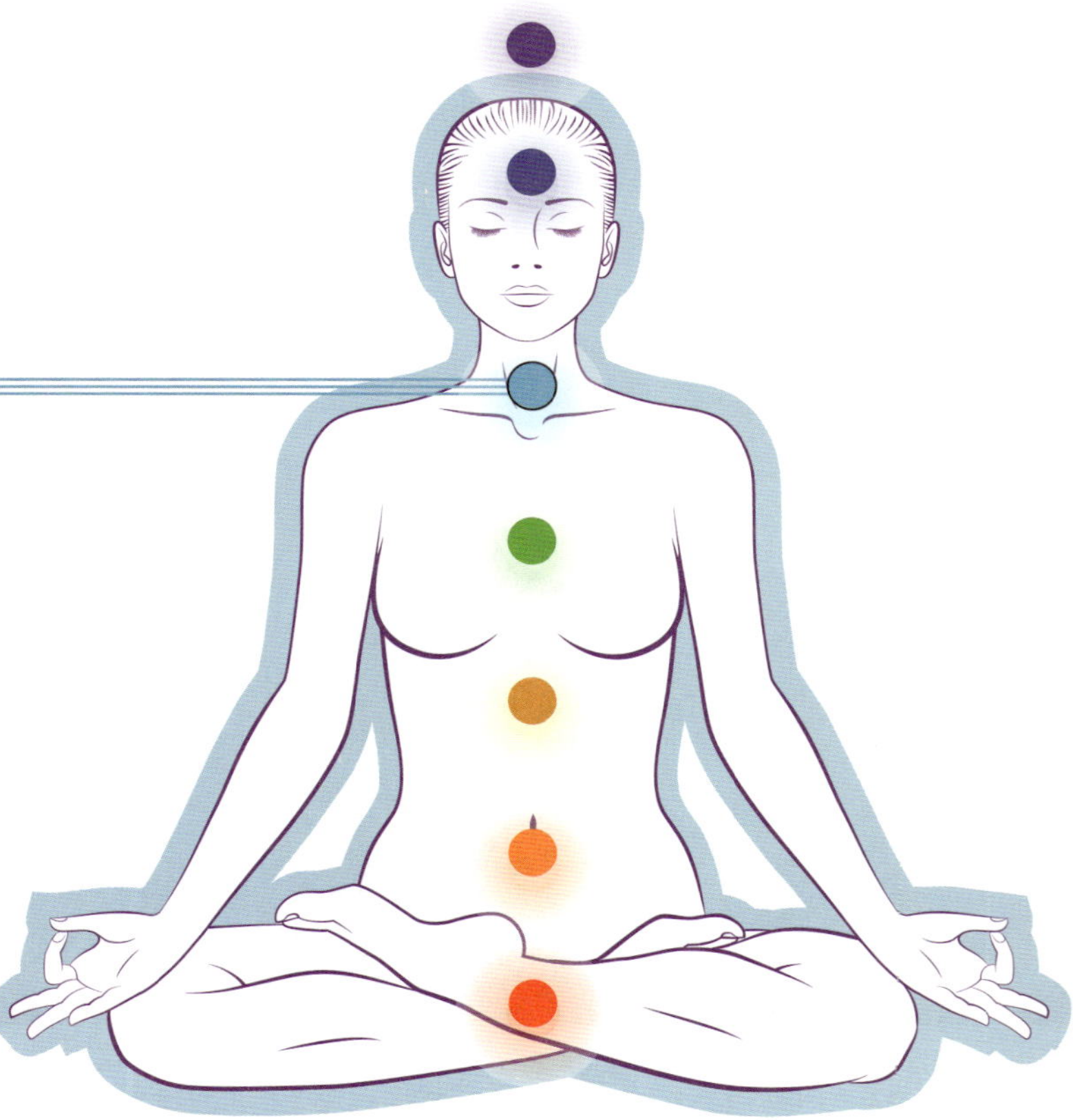

リンパ管と血管の合流地点をほぐし リンパ液の出口をつくる

「彫刻リンパ」セラピーのトリートメントは、本来、第1チャクラを司る「下半身」から取り組むもの。けれど、その前にやってほしいのが、鎖骨まわりをほぐすこと。ここには「全身のリンパ液の出口」となる静脈角があるからです。

静脈角は、リンパ管と静脈の合流地点。全身のリンパ液は、この静脈角に向かってゆっくりと流れてきます。老廃物を含むリンパ液は、ここで静脈に合流。心臓に送られ、体内の処理機関を経て、体外へ排出されます。

つまり、最初に静脈角の詰まりをほぐすことで、全身のリンパの流れがスムーズになり、老廃物をどんどん排出できる身体になるのです。

〔ほぐすのはココ！〕

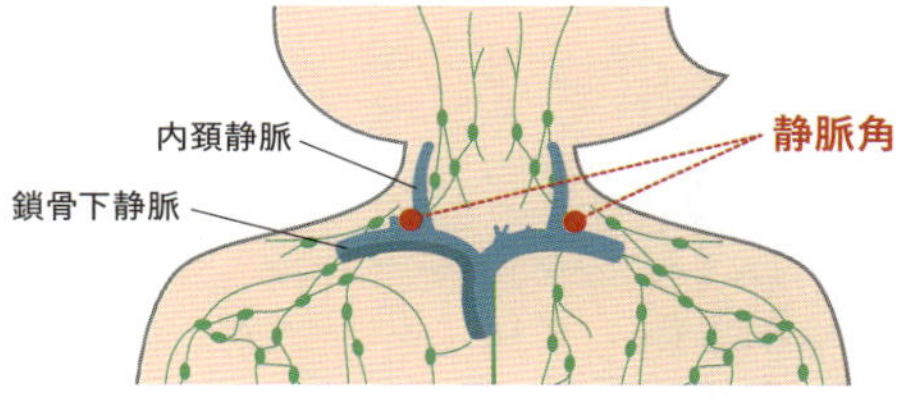

まずはリンパの出口を確保！

鎖骨ほぐし

全身のリンパの出口がある鎖骨をほぐして、
まずは老廃物を排出しやすい身体をつくりましょう。

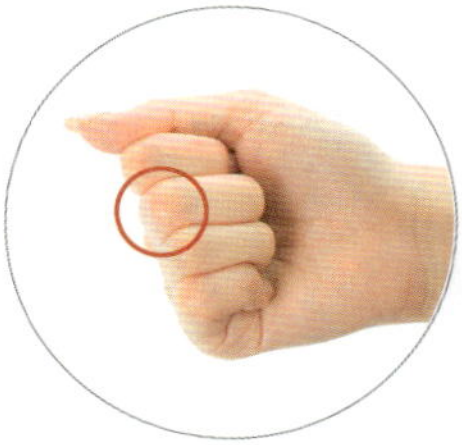

▲中指の第２関節で、
首筋を上下になぞる

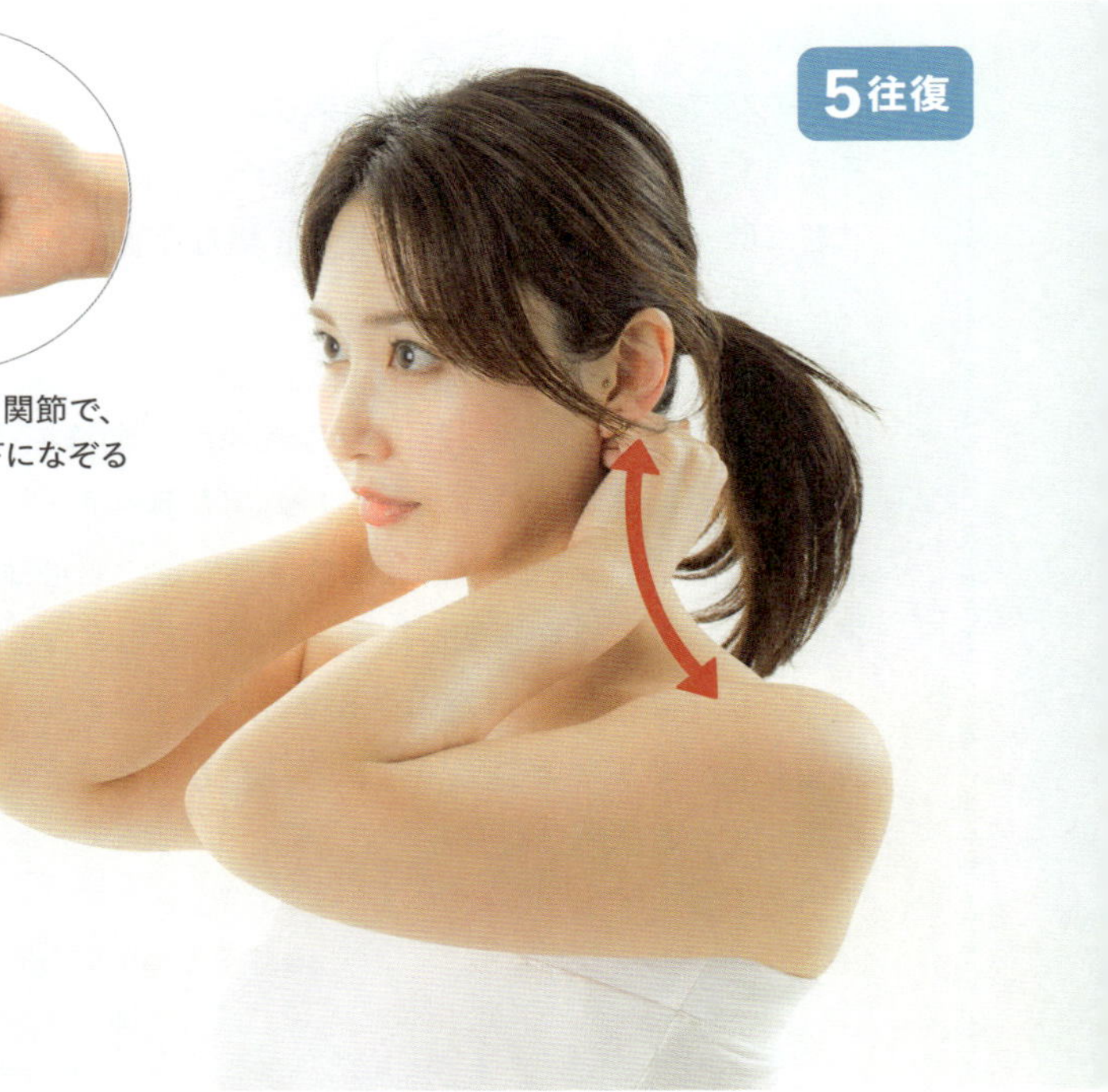

① 首のリンパの詰まりをほぐす

まずは、静脈角につながる首のリンパをほぐす。両手を軽く握り、中指の第２関節を、耳の下のつけ根に当てる。グーにした状態で肌をやや強めに圧迫しながら、鎖骨に入れ込む。これを５回繰り返す。

◀動画でCHECK！

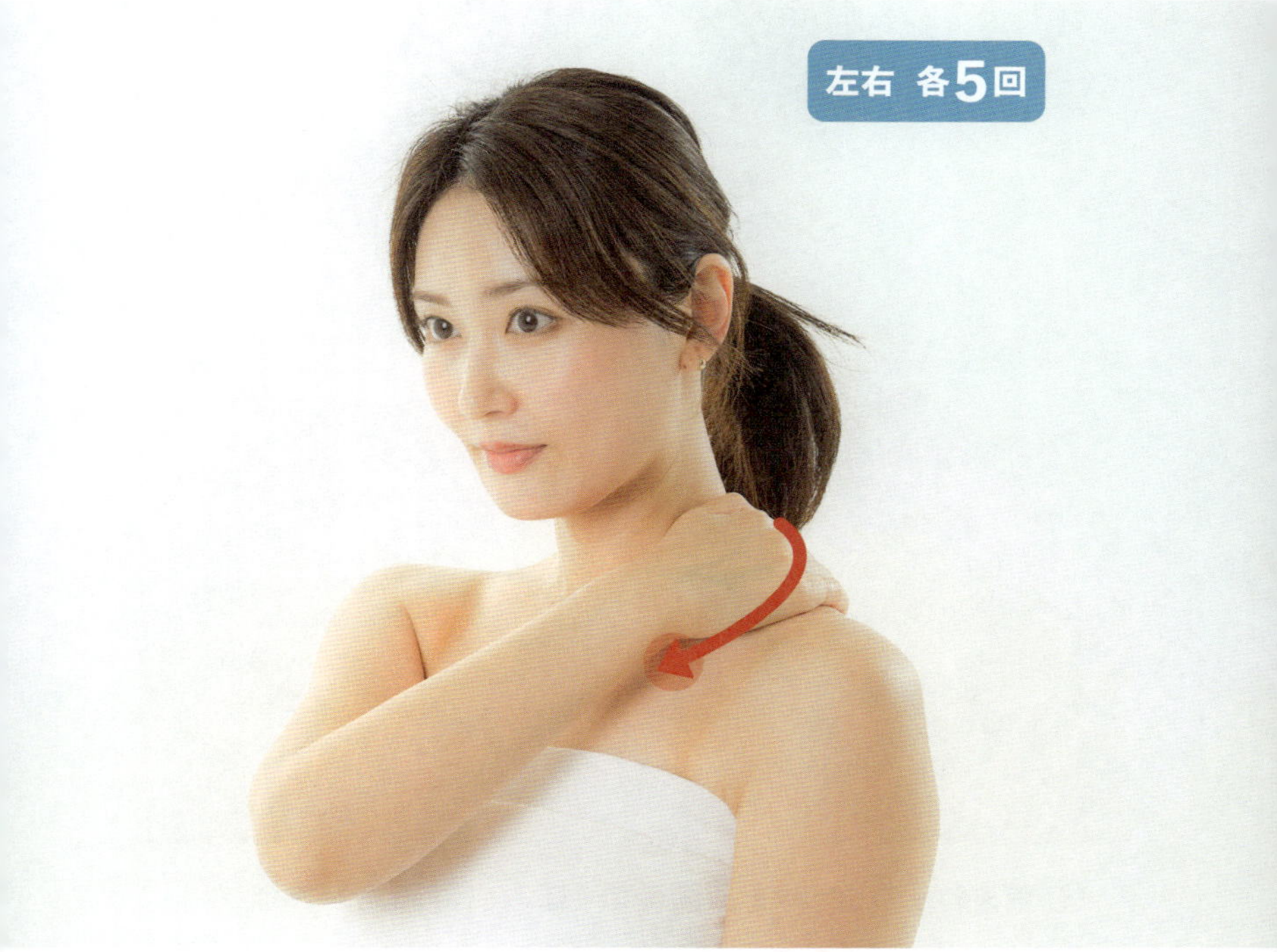

② 首の後ろのリンパを、鎖骨のくぼみ（静脈角）へ流す

首の左側付け根（僧帽筋）に、逆側の手のひらを置き、やや強めの力を込めて鎖骨のくぼみへと滑らせる。これを5回繰り返す。反対側も同様に行う。

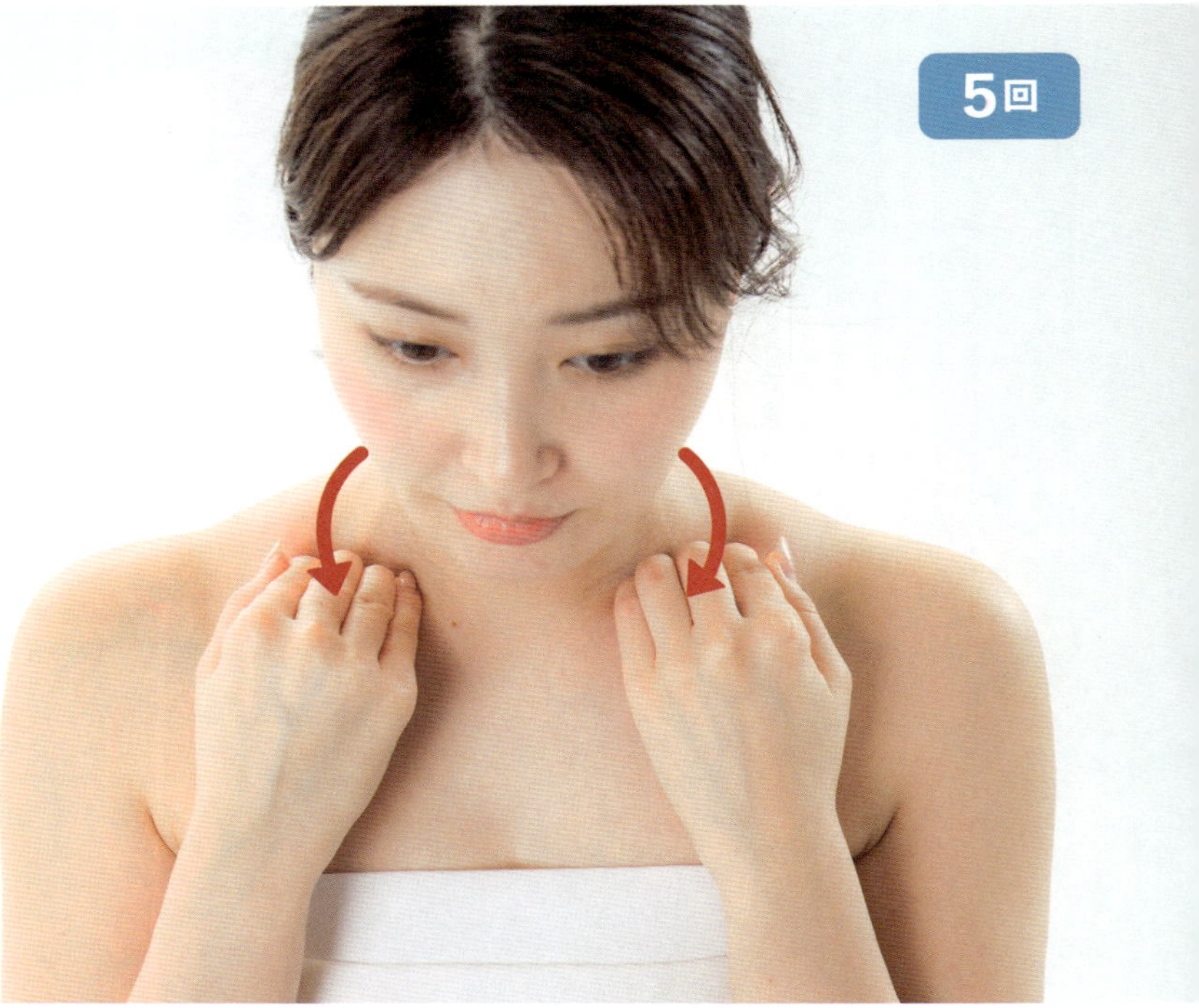

③ 首まわりのリンパを、鎖骨のくぼみ（静脈角）へ流す

鎖骨のくぼみに両手の４本指で、息を吐きながら、鎖骨全体をずらし刺激する。これを５回程度繰り返す。

リンパは基本的に、「鎖骨」に向かって流す

全身のリンパは、鎖骨のくぼみにある「静脈角」を目指して流れます。ですから、トリートメントで手を動かすときは、鎖骨に向かう一方向に動かすのがポイントです。たとえば、脚なら下から上へ、首なら上から下へ、常に鎖骨へ向かってリンパを流すことを意識して、手を動かします。

出口である鎖骨の静脈角に向かって、リンパを流していくことで、老廃物がどんどん排出できるようになります。

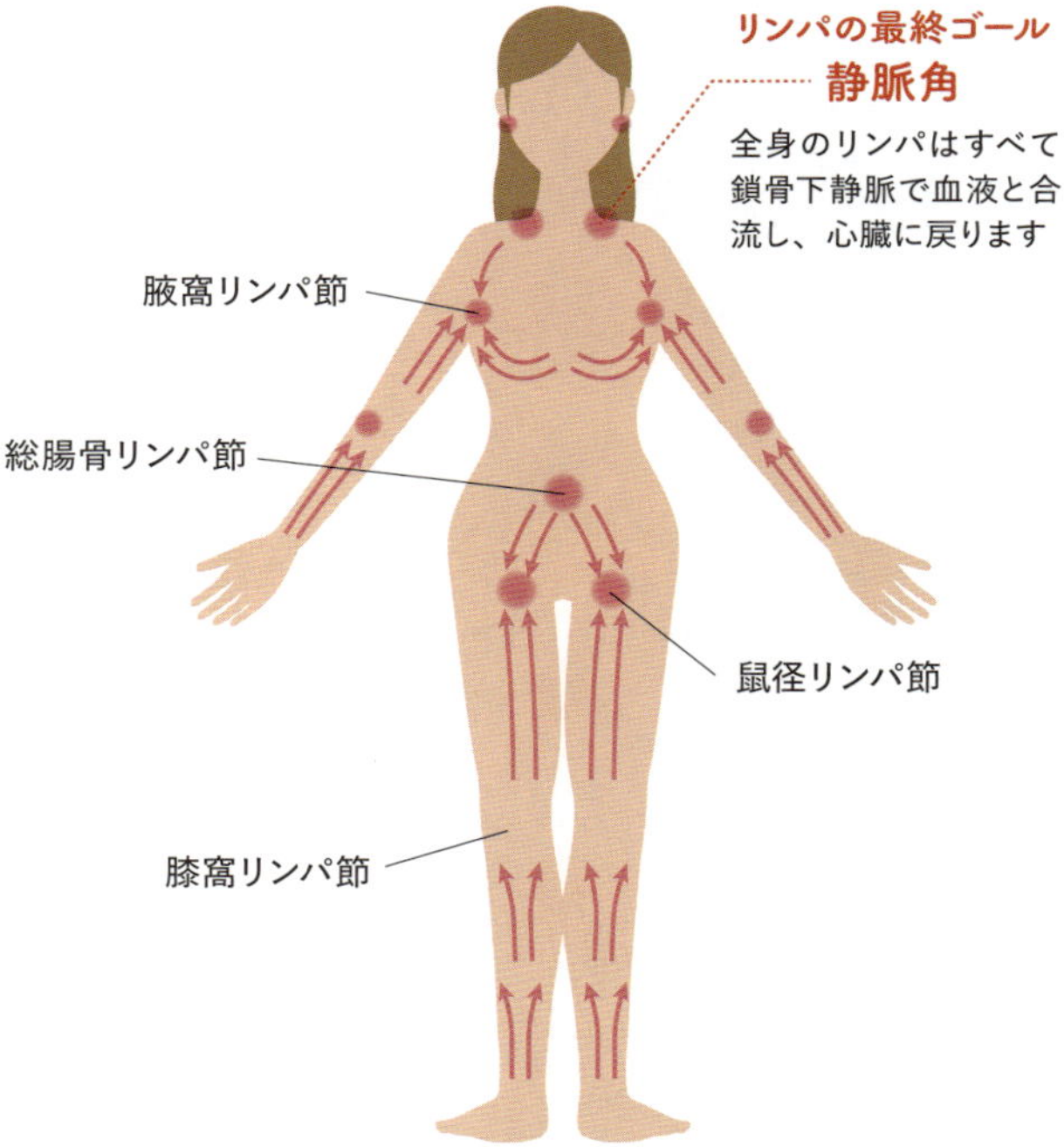

主なリンパ節とリンパの流れ

Step 1

下半身

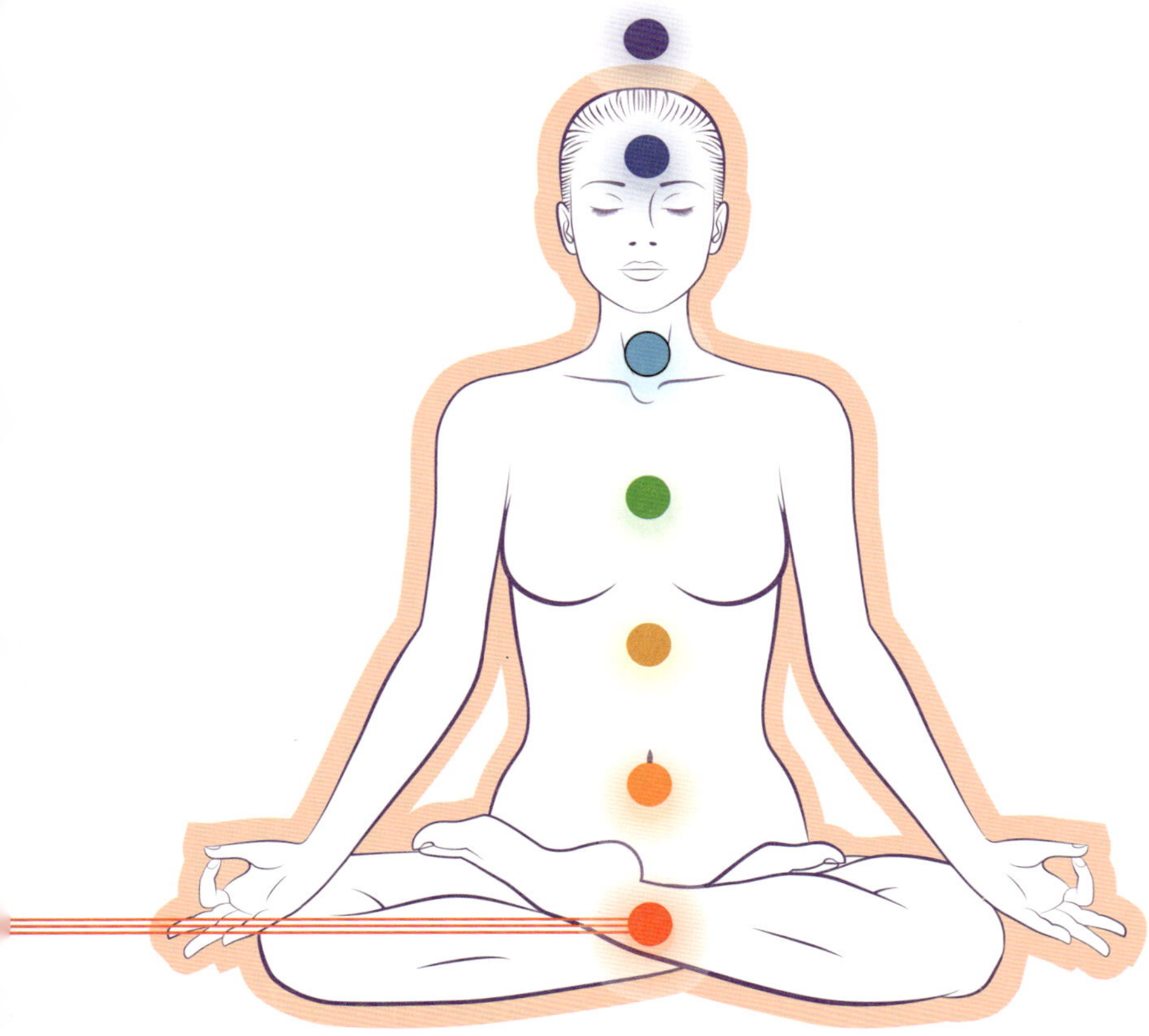

1st.
「ルート・チャクラ」
(Root chakra)

現実に根を張る下半身は、「生命力」の象徴

肉体と大地をつなぐ根っこである脚は、現実を生き抜くための土台となる部分。ここのリンパの詰まりをほぐし、浮腫みのないスラリとした美脚を手に入れることで、軽やかな一歩を踏み出せるようになります。

【関連するボディパーツ】
膀胱／腎臓など

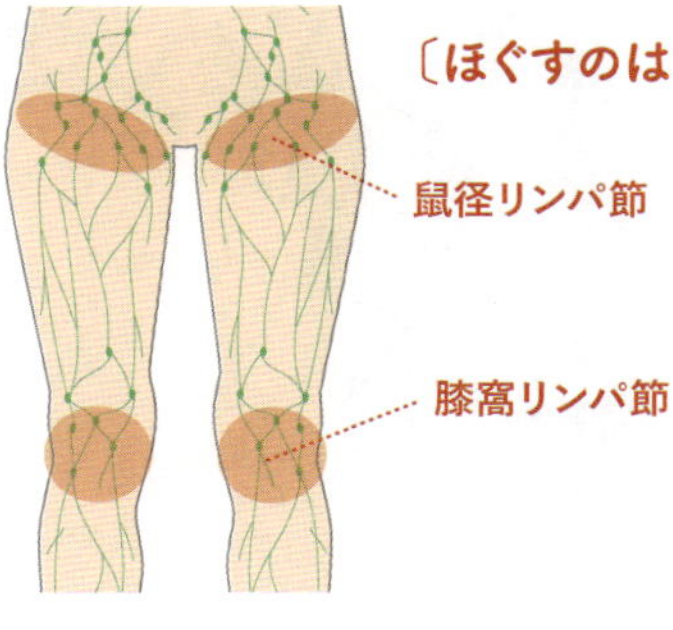

浮《む》腫《く》み知らずの
美脚トリートメント

しっかりほぐすと、思わず一歩踏み出したくなる、
軽やかで、ほっそりした脚が得られます。

① 上半身はやや前傾 鼠径部の内・外を押す

イスに座り、上半身はやや前傾。❶鼠径部の付け根に、親指以外の４本指を、息を吐きながらグッと入れ込む。❷手のひらをひとつ分、外側にずらし、同様に。❶❷を交互に3回繰り返す。

内・外 交互に3回

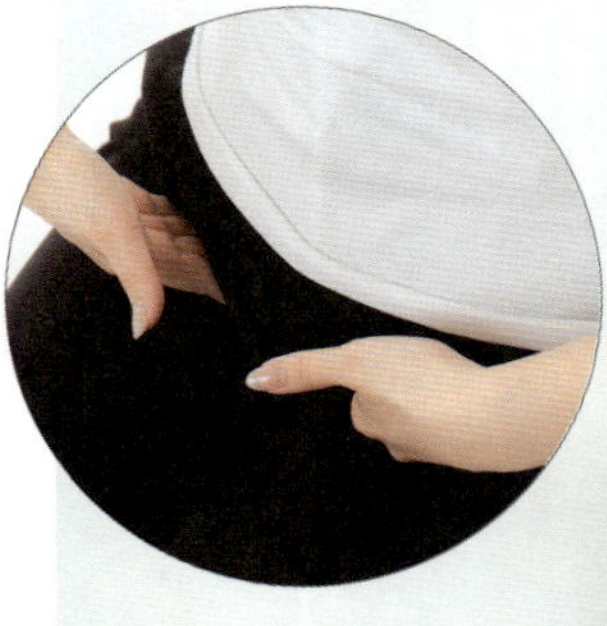

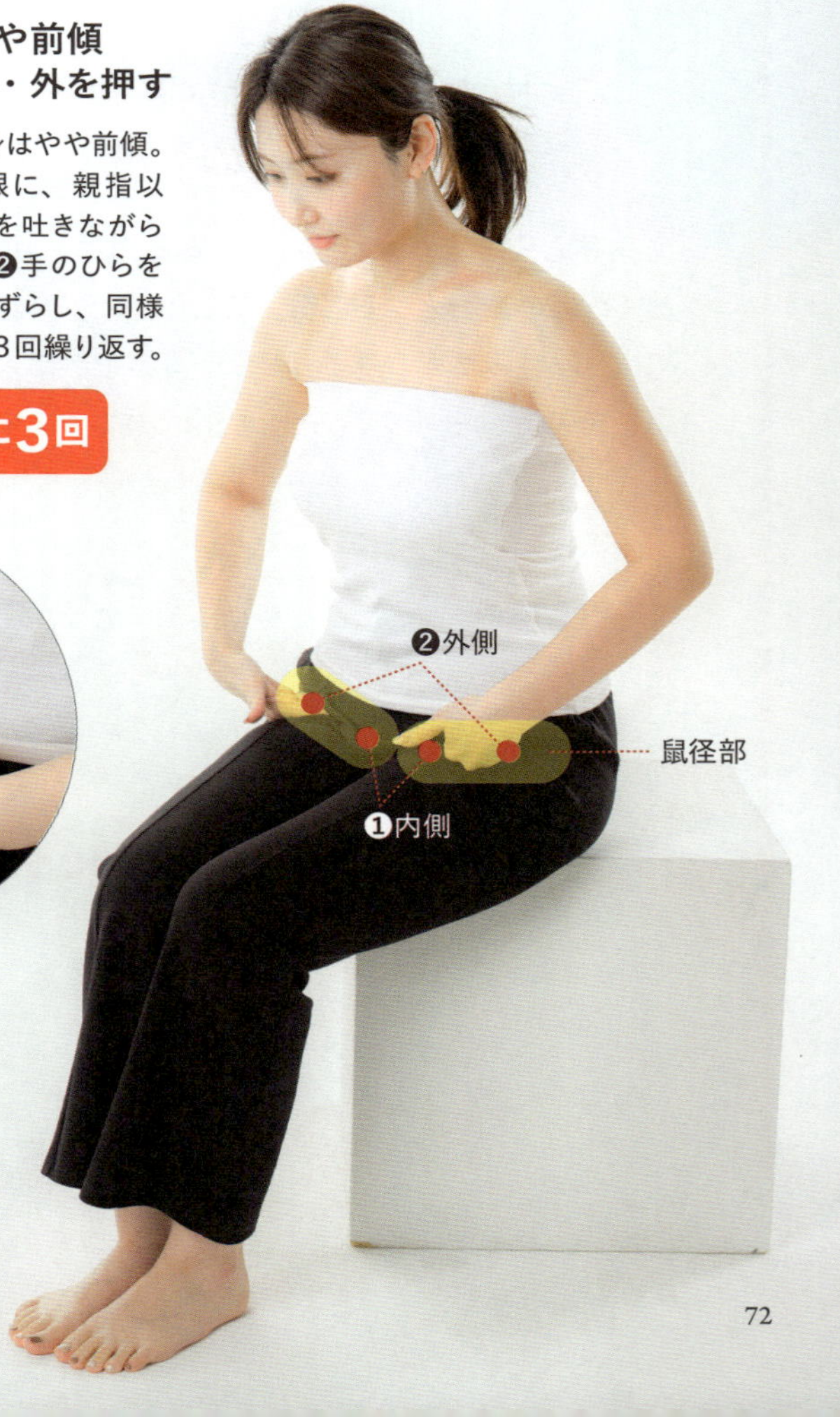

◀動画で CHECK！

② グーにした手で、脚の付け根をえぐる

❶鼠径部の付け根にグーにした手を置き、えぐるようなイメージで手首を内側に返す。❷手をグーひとつ分外側にずらして、同様に行う。❶❷を交互に3回繰り返す。

内・外 交互に3回

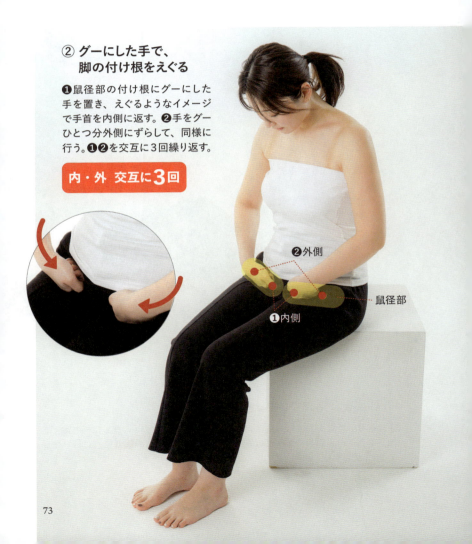

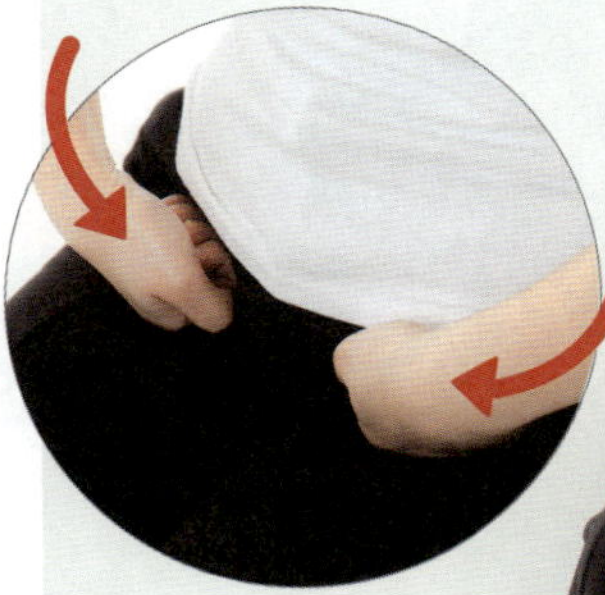

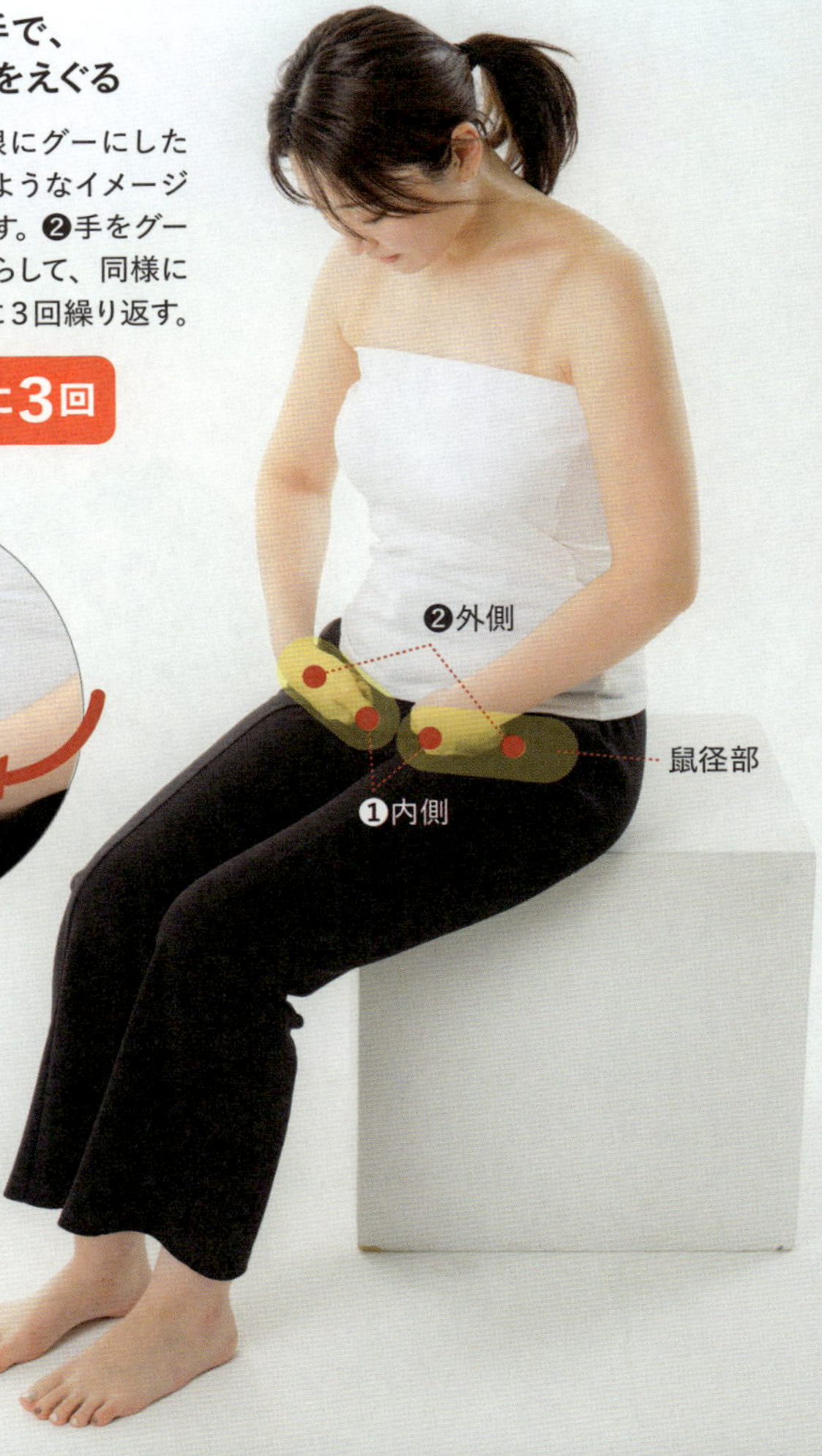

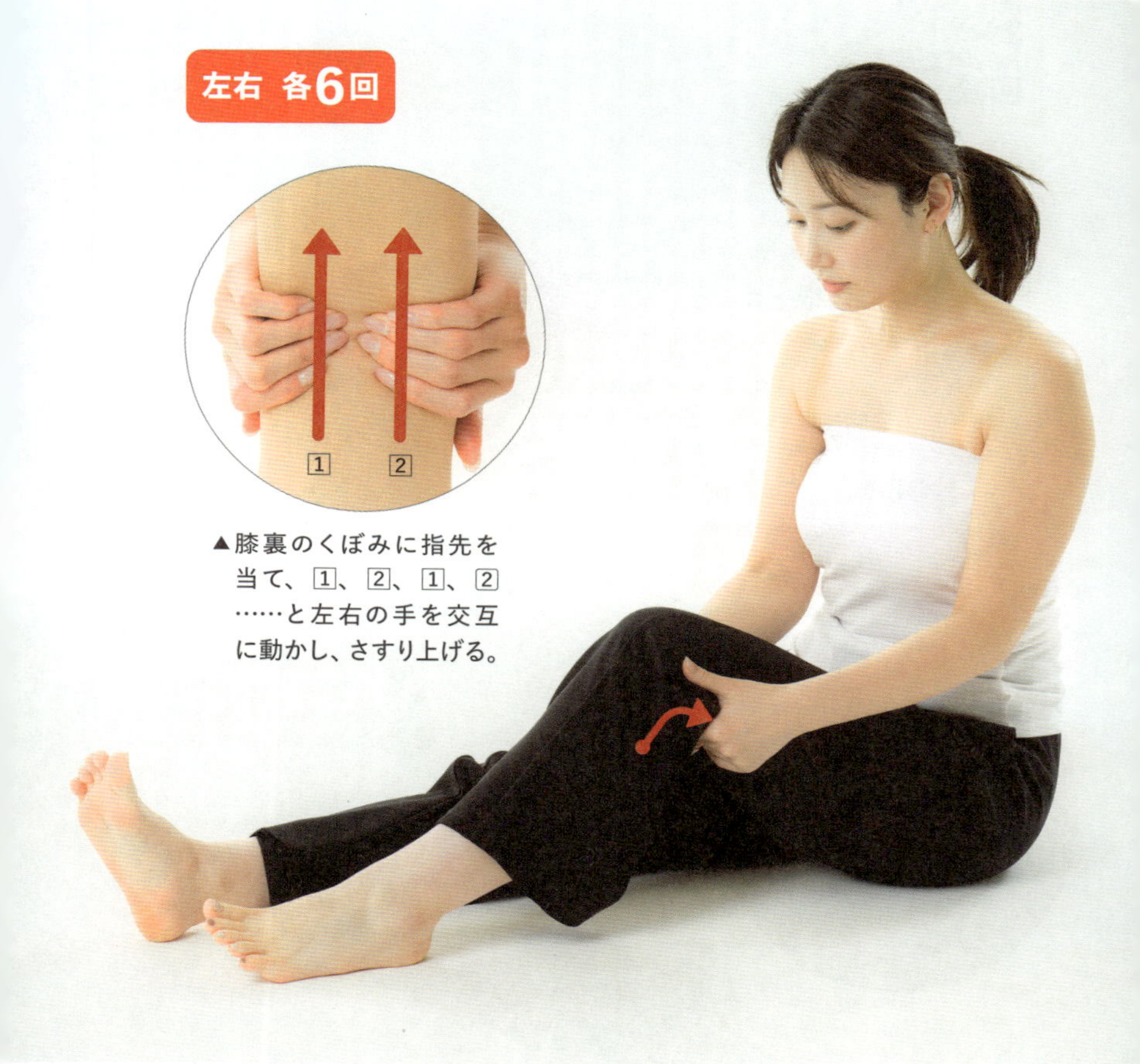

▲膝裏のくぼみに指先を当て、1、2、1、2……と左右の手を交互に動かし、さすり上げる。

③ 膝裏を、指先でさすり上げてほぐす

床に座り、片膝を立てる。立てた膝裏に、両手の３本指（人差し指・中指・薬指）を当て、膝裏のくぼみにある膝窩リンパ節を、左右の指で交互に滑らせるようにしてさすり上げる。これを６回繰り返す。

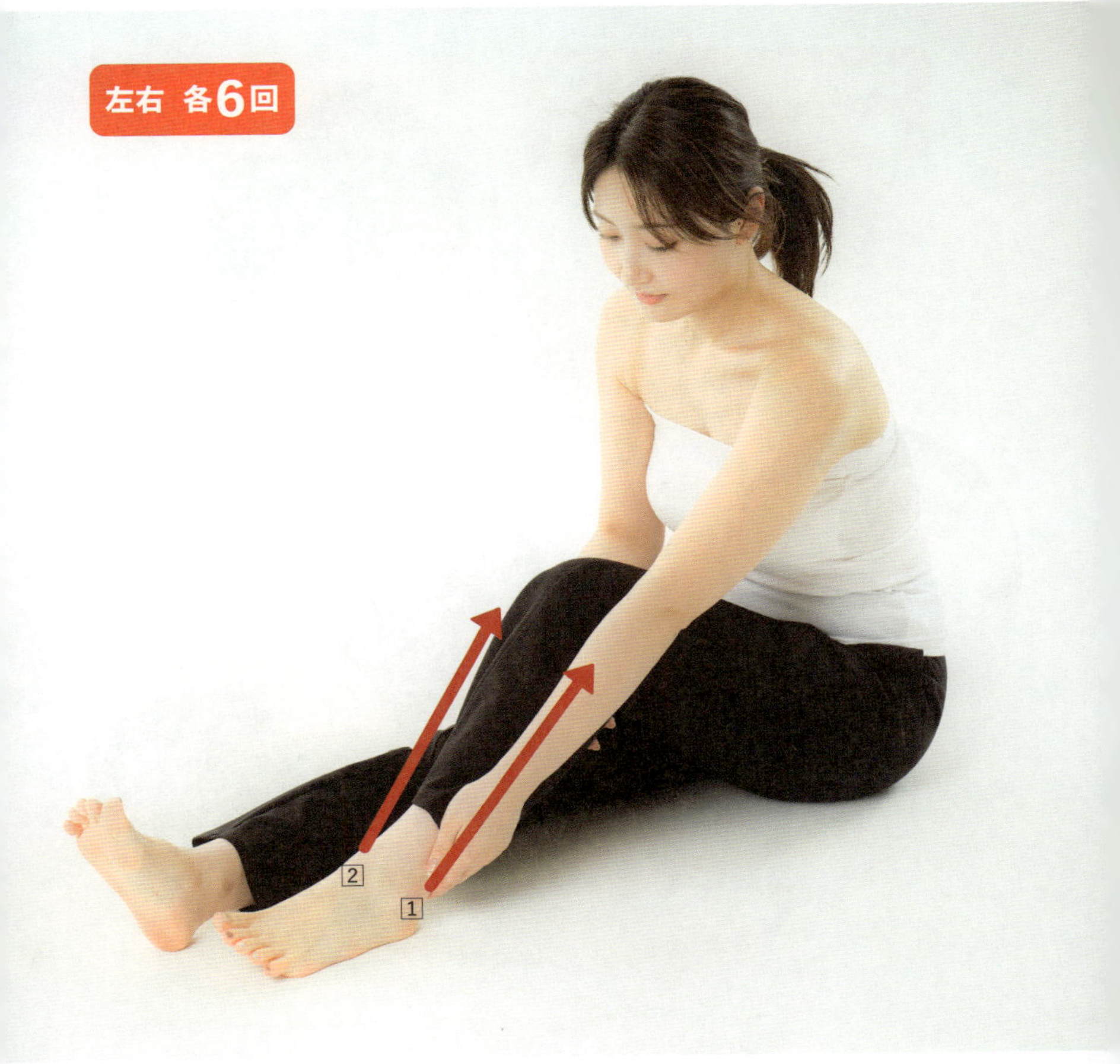

④ ふくらはぎのリンパを、膝裏へ流す

片膝を立て、立てた足の足首に両手を添える。手のひらと指先にやや力を込めながら、1、2、1、2……と左手と右手を交互に動かし、ふくらはぎのリンパを、膝裏の膝窩リンパ節へ流す。これを6回繰り返す。

膀胱反射区　左右　各5回
湧泉　　　　左右　各3回

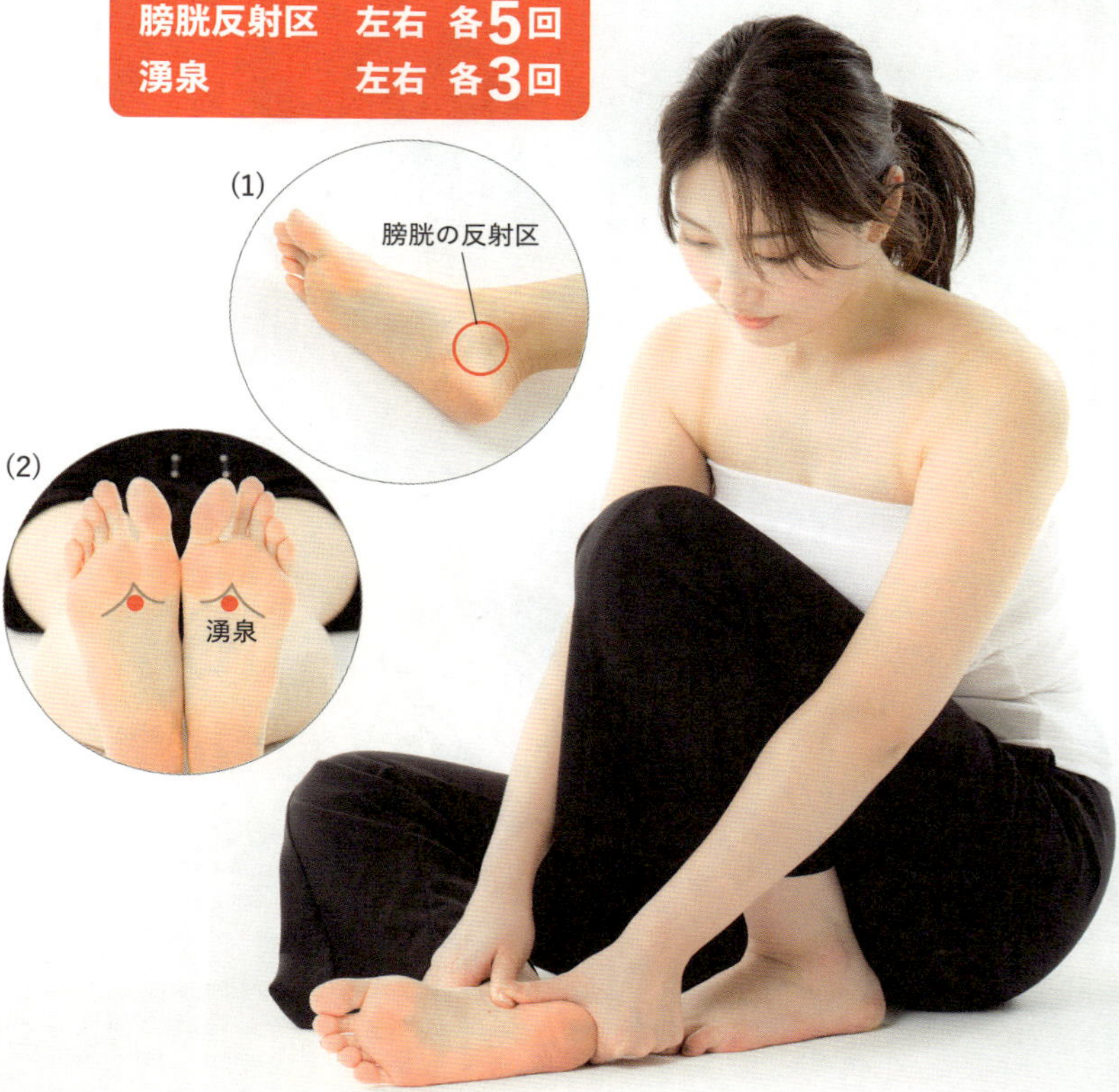

⑤ 膀胱の反射区*と、足裏の「湧泉」を親指でプッシュ

(1) 内くるぶしから指３本分下にある膨らみ（＝膀胱の反射区）を、両手の親指で刺激し、息を吐きながら5回プッシュ。
(2) 足裏にある自律神経のツボ「湧泉」に両手の親指を当て、息を吐きながら3回プッシュ。

＊反射区……臓器と神経でつながっているツボのような場所

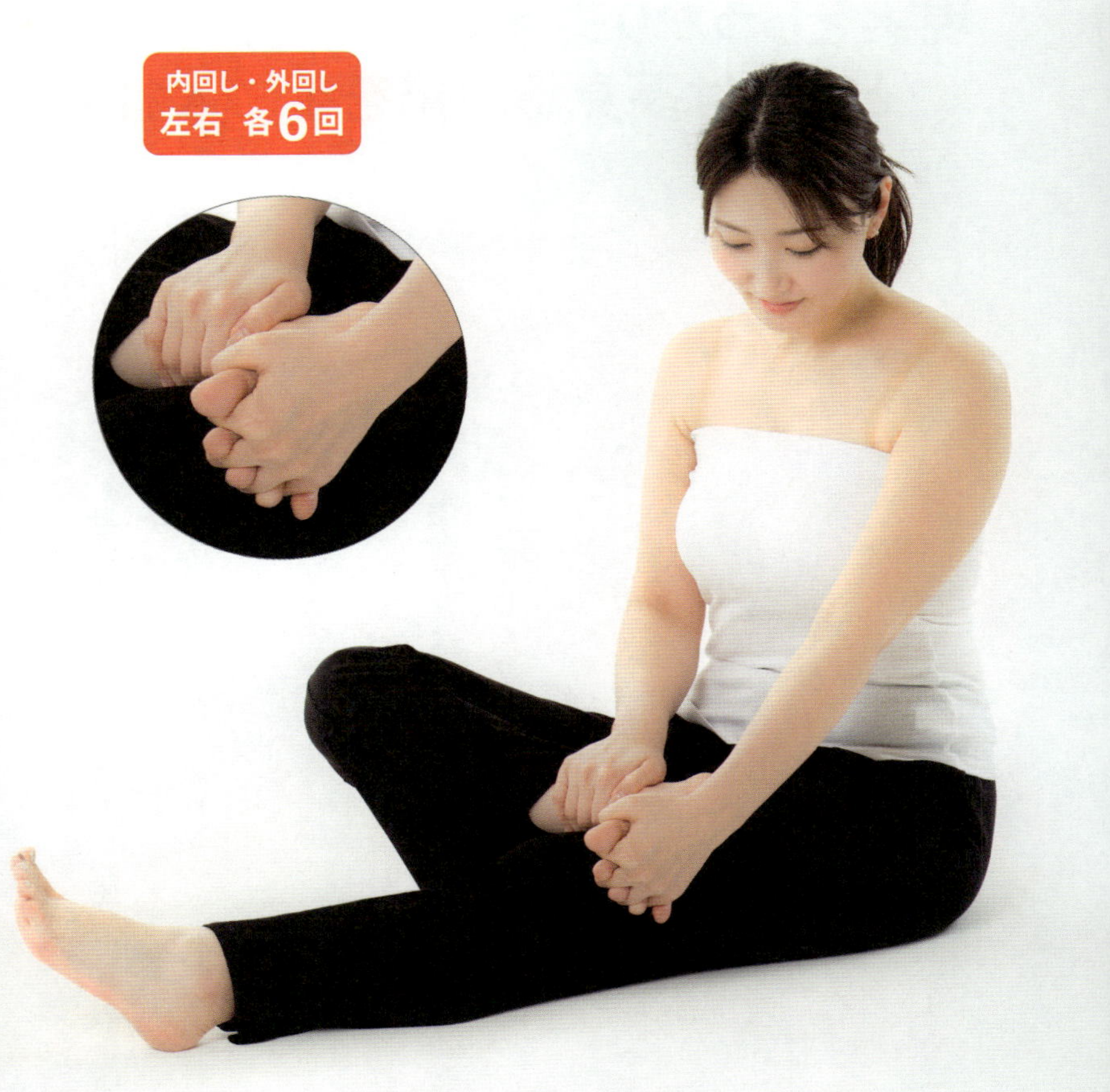

⑥ 足首をグルグル回す

足の指の間に、逆側の手の指を絡ませ、足首を内まわりに6回、外まわりに6回、グルグルと回す。
※③〜⑥を反対側の脚も同様に行う。

下半身のハリやコリからわかること

現実をしっかり生きる、がんばりやさん ときには夢見る余裕を手に入れて

下半身には「未来への不安」が溜まりやすい

下半身には第1チャクラである「ルート（Root）・チャクラ」があります。ルートは、根っこのこと。大地にしっかりと根を張る脚は、「生命力」の特徴です。

脚にハリやコリがなく、**リンパがしっかり流れている状態であれば、生命力は活性化して、やりたいことに軽やかにチャレンジできるようになります。**

けれど、ここのリンパが詰まってハリやコリがある状態だと、行動力がにぶりがちになりやすいです。

さらに、現実を生きることに執着してしまい、夢への一歩が踏み出せない傾向もあります。

もしあなたが自分の脚に触れてみて、ハリやコリを感じるな

ら、未来への不安から、一人でがんばりすぎている可能性が高いのではないでしょうか。

脚が浮腫んでパンパンになりやすい方も同じです。

強すぎる責任感で、脚が浮腫んでパンパンに！

脚と胴体のつなぎ目である「腰」にトラブルを抱えている人も、一人でがんばりすぎていることが多いようです。

経営者やリーダー、完璧主義の主婦の方など、強すぎる責任感をお持ちの方には、腰痛やぎっくり腰を繰り返す方が多いのですが、そういう方はたいてい、脚が浮腫んでパンパンになっています。

脚の浮腫みの原因のひとつが、腰のくびれの背中側に位置する「腎臓」です。

腎臓は、1日に160リットルもの血液を濾過し、老廃物などの不要物を尿として対外へ排出してくれる臓器。腎臓がしっかり働いてくれると、私たちは浮腫み知らずのスッキリとした身体でいられます。

けれど、腎臓はストレスを受けやすく、責任感が強い方ほどダメージを受けがちです。

つまり、責任感が強すぎる方ほど、脚が浮腫みやすいのです。

❖心の詰まりをほぐして、脚の詰まりもほぐす「心身相関レッスン」

脚がパンパンに浮腫んでいる方や、押してみてハリやコリを感じる方は、できるだけ毎日、「彫刻リンパ」セラピーのメソッドで、脚のリンパを流してあげてください。

そうすることで、スッキリとした脚を得られるのと同時に、心身相関によって、少しずつ未来への不安が軽くなっていきます。また、「自分がやらなきゃ」という強すぎる責任感を手放せるようになっていきます。

そして、心身相関により、心の詰まりをケアすることで、脚のリンパの詰まりが解消していくことがあります。

トリートメントを行うのと同時に、次のようなことも併せて実践すると効果的です。

◎「ない」ものではなく、「ある」ものを数えて

未来に極端な不安を感じるのは、「ない」にばかり注目する心の癖があるから。たとえば、「お金がない」「時間がない」「理解者がいない」など。

でも、あなたが持っているものは、実はたくさんあります。「住む部屋がある」「家族がいる」「今日食べるものがある」「友だちがいる」「命がある」などなど。「ない」ではなく、「ある」に注目する癖をつけるだけで、強すぎる不安から少しずつ解放されていきます。

オススメは「感謝ノート」をつけること。

毎晩、ひとつでいいので、その日にあった「ありがたいな」と思えることを書く癖をつけるとよいでしょう。

◎不要物を断捨離する癖をつける

「一人で全部やらなきゃ」「自分でやったほうが早い」という思い込みを手放して、ときには人に甘えてみましょう。

また、「不要物の手放し」を習慣化できるように、定期的に断捨離したり、アドレス

帳の中身を更新したりして、要らないものを手放す癖をつけましょう。心に癖がつくと、肉体も余分な老廃物を溜め込まなくなります。

あるいは、**脚に溜まった疲れに気づいて、感謝するだけでも大丈夫。**

脚のハリやコリは、未来への不安に対処しようと懸命に踏ん張ってきた証拠です。

「いつもがんばってくれているんだね。ありがとう」と伝えながらケアすると、不思議と心も身体もほぐれます。

すると、人生を変える軽やかな一歩が、スッと踏み出せるようになります。

あきらめていた夢に挑戦する気力も自然と湧いてきますよ。

現実を悲観しないで。
夢をあきらめないで。
軽やかになった脚で、行きたかった場所へ向かい、
やりたかったことを始めてみましょう。

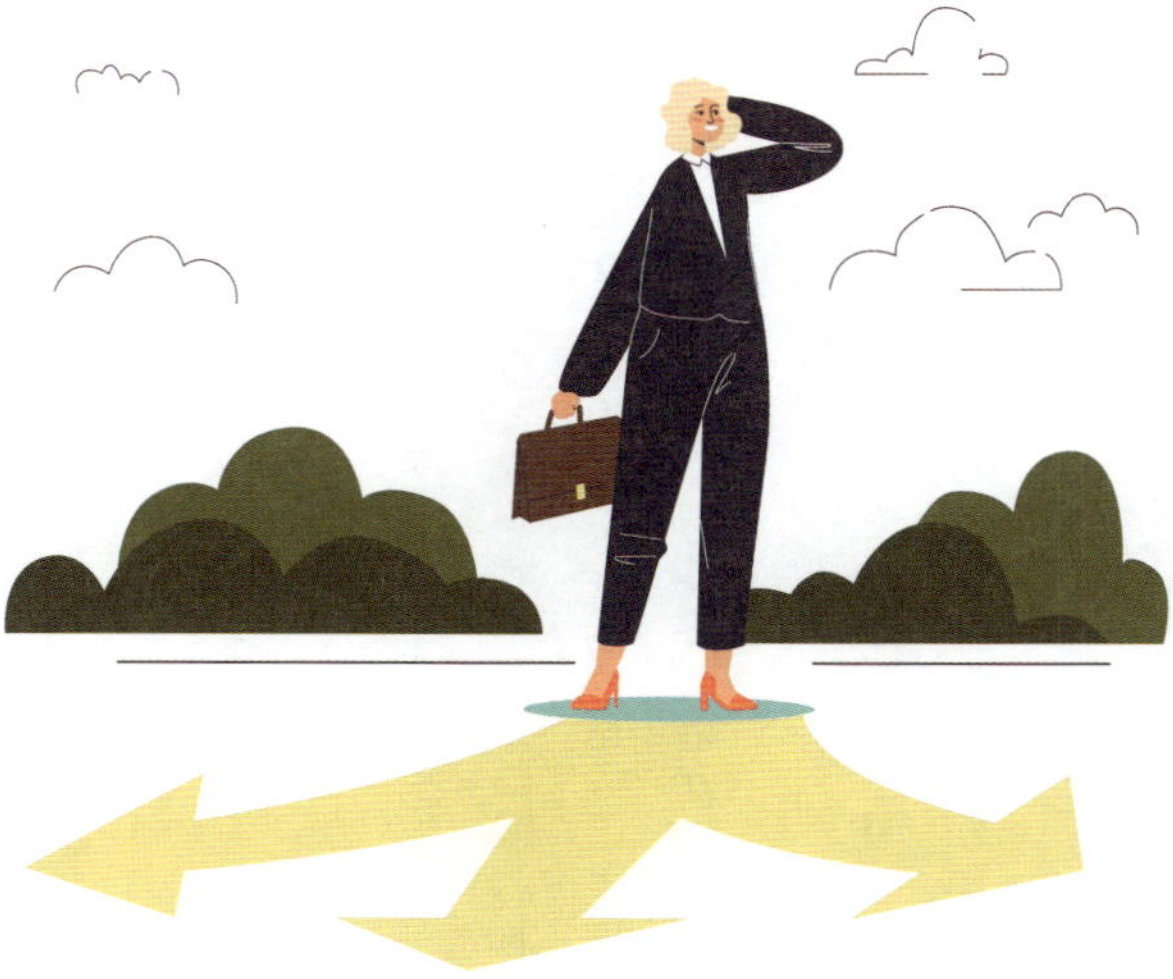

脚の浮腫みがスッキリ！夫との関係が改善し、独身時代の経済力と行動力を取り戻しました

（20代女性・看護師）

私が正美さんの「彫刻リンパ」セラピーのサロンを初めて訪れたのは6年前。ブライダル・エステに伺いました。信じられないほどキレイな肌と、くびれが際立つボディラインに仕上げていただき、自分でも本当にビックリ。最高の挙式でした。

再び正美さんの元を訪れたのは2年後。当時の私は、家事とワンオペ育児に追われてボロボロでした。というのも、結婚したとたんになぜか彼が冷たくなり、家のことに見向きもしなくなったからです。ストレスのせいか気づけば全身が浮腫み、細かった脚も浮腫んでパンパンになっていました。

そこから再び「彫刻リンパ」セラピーに通い出したところ、ほんの数回のトリートメントで、みるみる脚の浮腫みが消えてスッキリ!!　カサカサだった肌にも潤いが戻って

きたのです！　また、トリートメントの最中に、ふと、結婚後は家庭のためにやりたかったことをガマンしていた自分に気づき、「自分を労って大切にしてあげなければ」と思うようになりました。

不思議なことに、そう気づいただけで、しばらくすると、夫が優しくなりました。育児にも協力的になり、おかげで時間に余裕ができた私は職場に復帰。再び自分の収入を得られるようになりました。

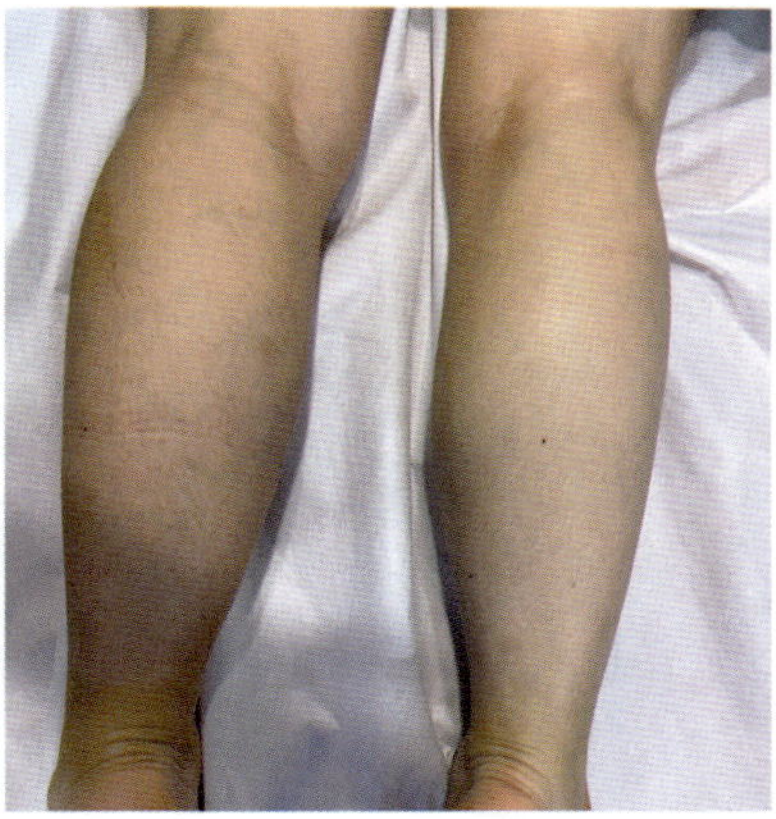

左がビフォア、右がアフター。たった１回のケアで、浮腫みが消えてほっそり。

また、好きだったスキューバダイビングも再開し、ときには夫や子どもと旅行をするように。今は毎日が充実しています！

トリートメントで生活が変わるなんて不思議ですが、それはきっと身体と心が軽くなることで、自分を大切にしてあげたいと思えたから……。そのことに気づかせてくれた正美さんと「彫刻リンパ」セラピーに、心から感謝です！

Step 2

下腹部

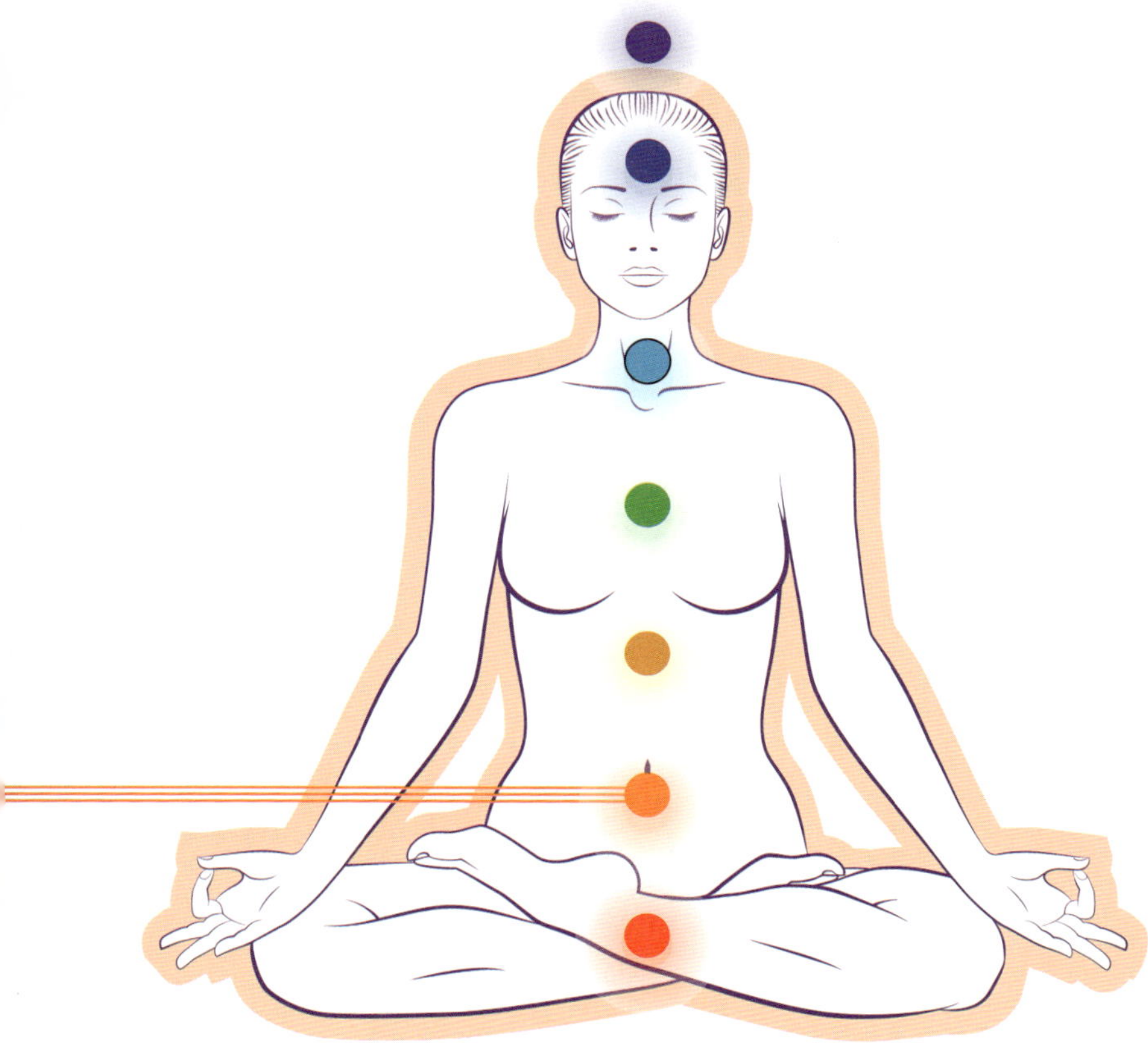

2nd.
「セイクラル・チャクラ」
(Sacral chakra)

脳とつながる下腹部は、
豊かな「感情」の象徴

腸や生殖器を抱《いだ》き、脳とつながる下腹部は、豊かな「感情」が生み出されるところ。ここのリンパの詰まりをほぐすと、腸や性ホルモンのバランス、そして自律神経が整いやすくなります。また、健全なパートナーシップを得るためのエネルギーが高まります。

【関連するボディパーツ】

生殖器（子宮）／大腸／小腸など

〔ほぐすのはココ!〕

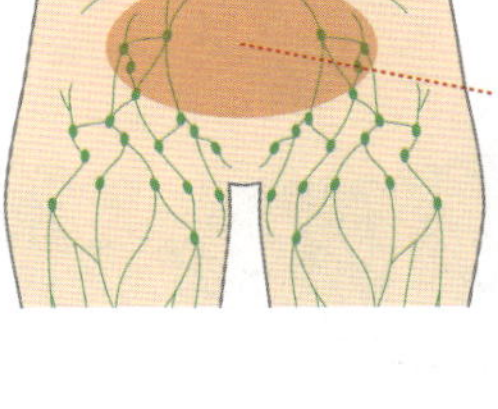

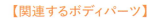

ぽっこりお腹もぺったんこ!

下腹部トリートメント

脂肪が溜まりづらくなり、便秘も解消！
PMS（月経前症候群）もやわらぎます。

① 下腹部を時計回りにさする

5周程度

親指と人差し指でへそを囲むように手のひらを置く。下腹部を軽く圧迫しながら、指の腹を使って時計回りにゆっくりとほぐす。これをやわらかくなるまで繰り返す。

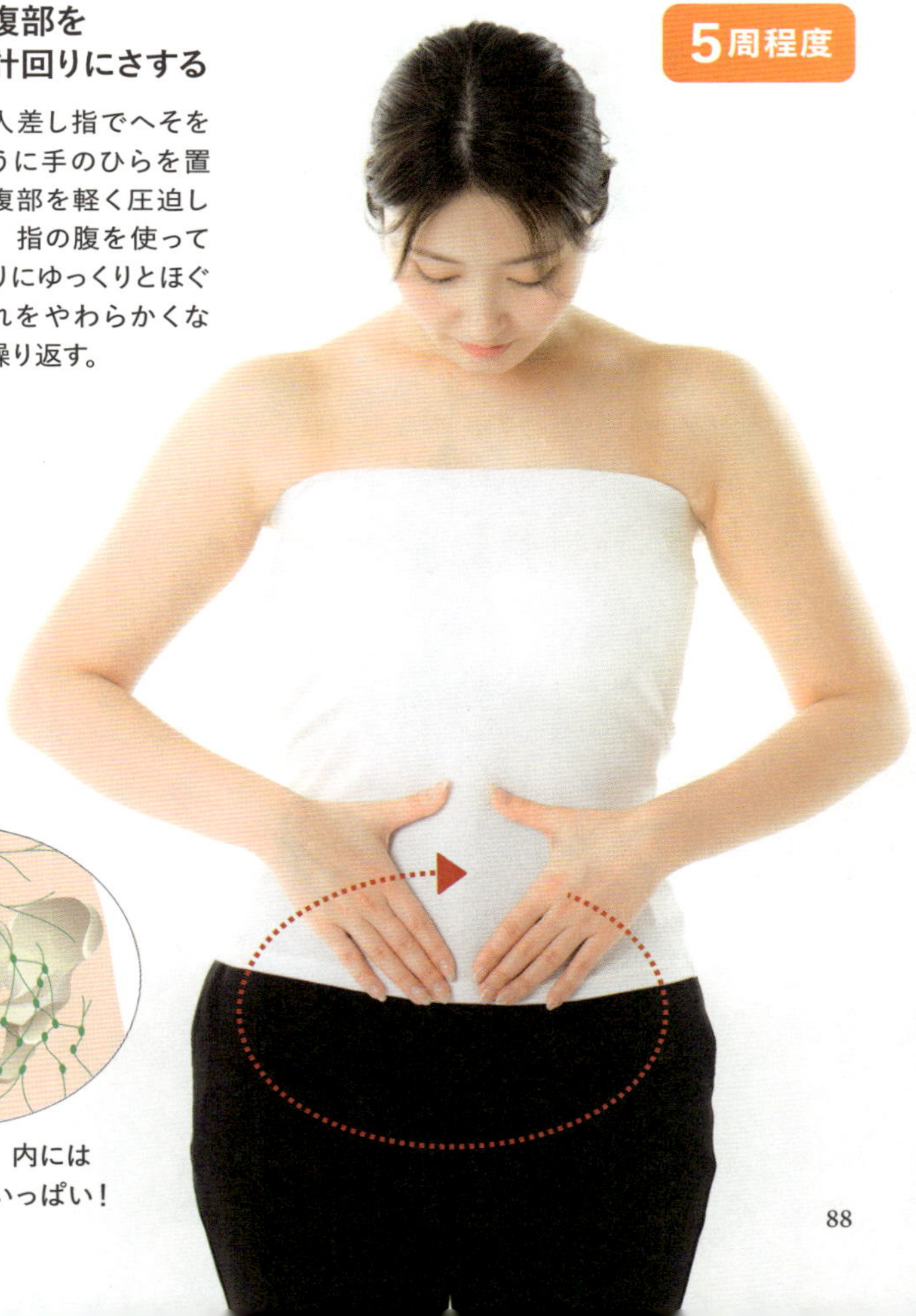

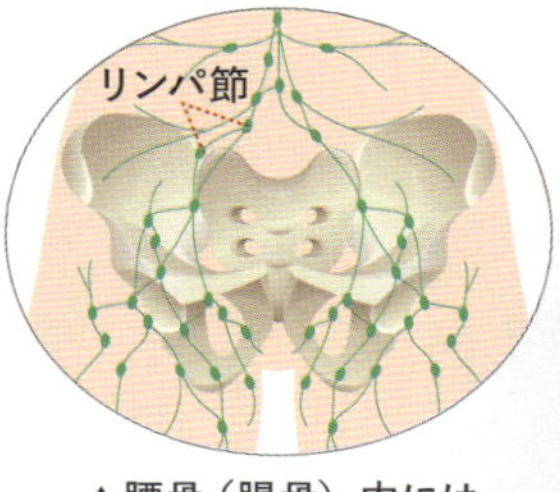

▲腰骨（腸骨）内には
リンパ節がいっぱい！

◀動画でCHECK！

② おへそまわりを時計回りにプッシュ

親指以外の4本指の腹を使い、おへそのまわりを刺激する。時計回りの方向に、指を少しずつずらしながら5～6プッシュでおへそまわりを1周するように刺激していきましょう。

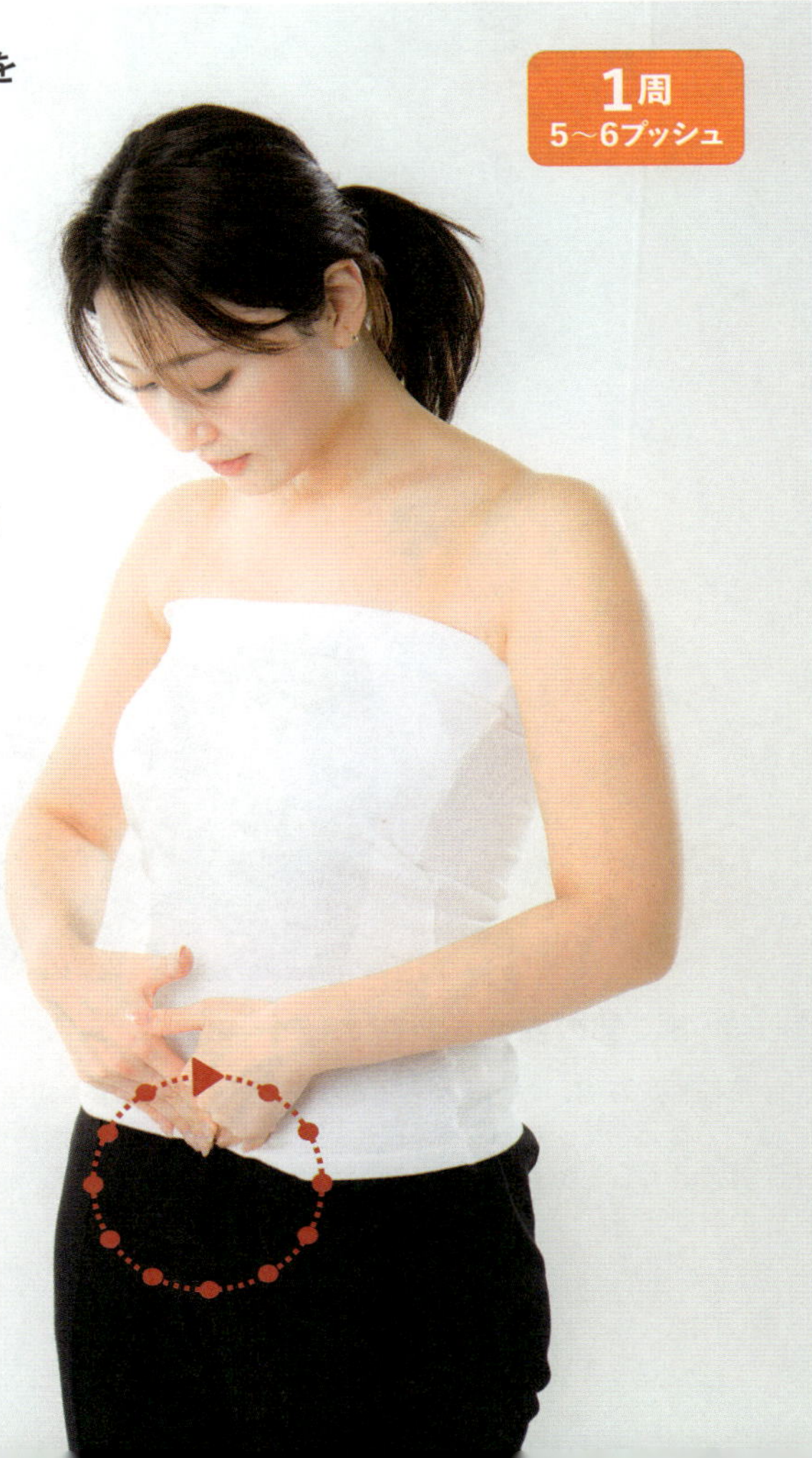

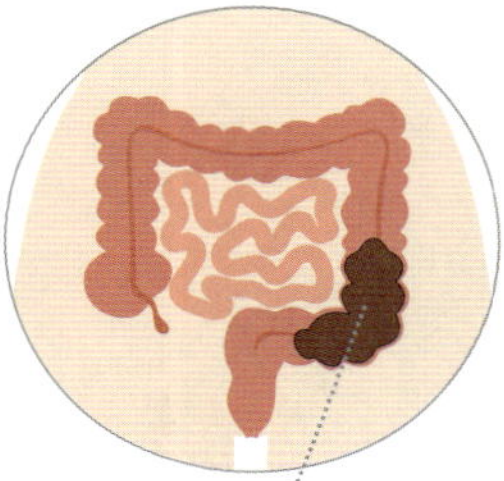

▲ここに宿便が
溜まりやすい！

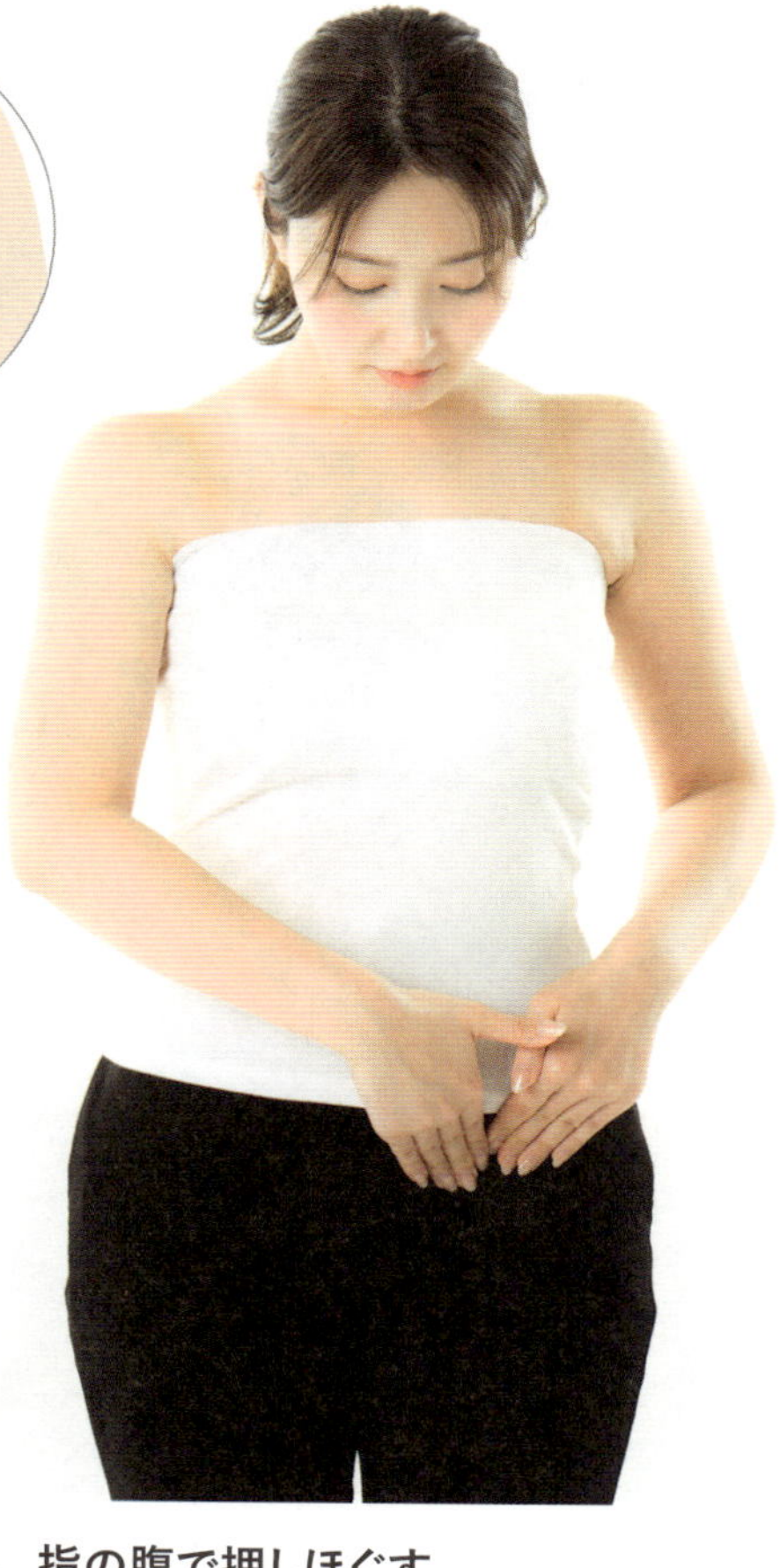

5～6回

③ 下腹部の左側を、指の腹で押しほぐす

下腹部の左側、おへそから指4本分下あたりに両手の親指以外の指を置き、やや力を込めて、ゆっくりと5～6回プッシュ。ここに宿便が溜まりやすいので、揉みほぐしてあげると便秘解消に！

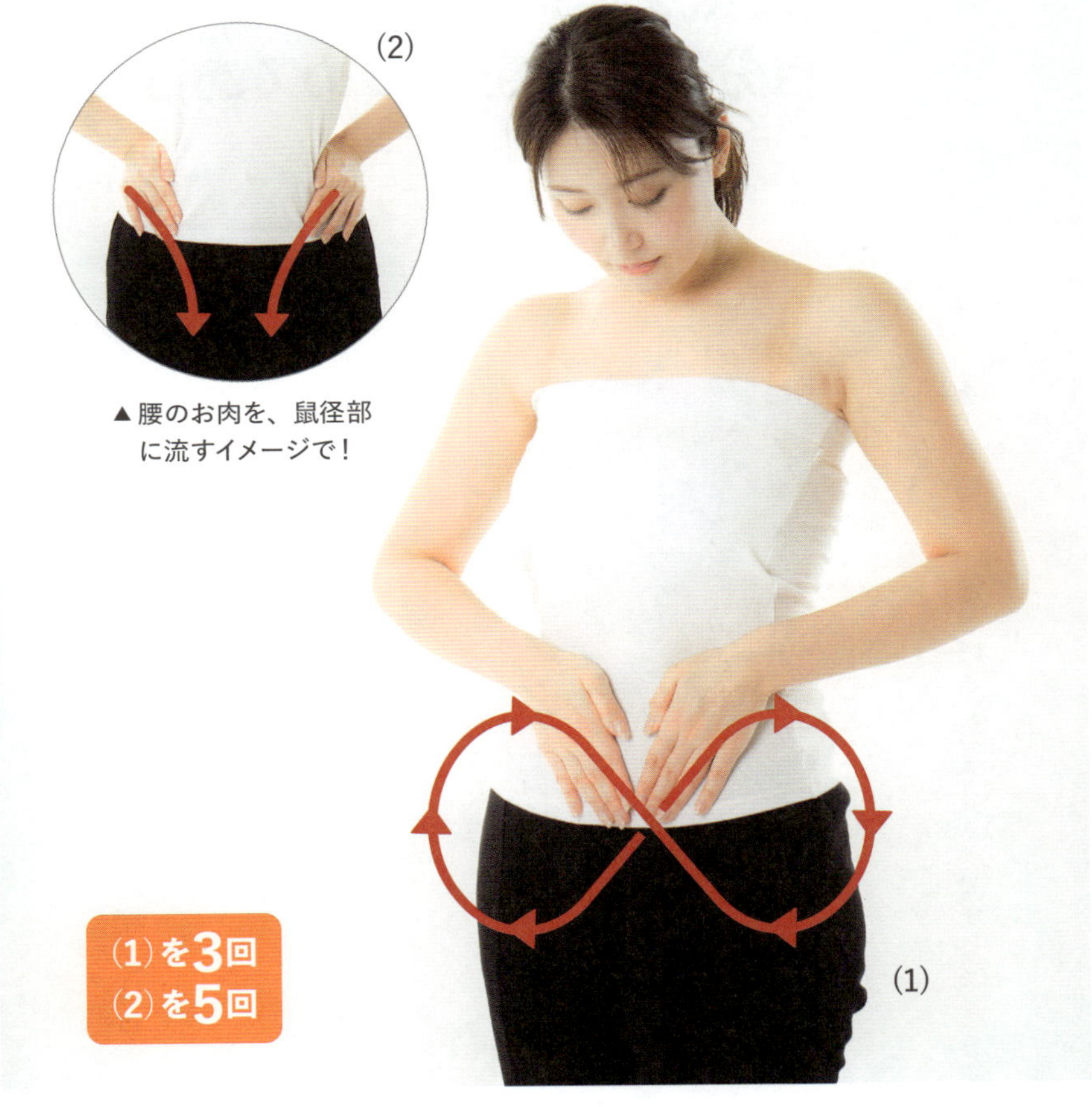
(2)
▲腰のお肉を、鼠径部
に流すイメージで！
(1)を3回
(2)を5回
(1)

④ 腰まわりの脂肪を、鼠径部へ流す

(1) 両手をおへそのまわりに置き、やや力を込めて、∞（無限大マーク）を描くように動かす。手が腰のくびれを通るときは、指先で腰肉をグッと削り取るイメージで。これを3回繰り返す。

(2) 両手を腰のくびれに当て、腰肉の脂肪を、内腿の付け根の鼠径リンパ節に流すイメージでさすり下ろす。これを5回繰り返す。

下腹部のハリやコリからわかること

人に気を遣い、感情を抑えがち
自分の感情を見つめてあげて

下腹部には、抑えた「感情」が溜まりやすい

下腹部には、第2チャクラの「セイクラル・チャクラ」が位置しています。セイクラル（Sacral）は「仙骨」で、背骨を支えています。仙骨の前面の大腸や小腸、子宮などの生殖器があるあたりにセイクラル・チャクラがあります。

セイクラル・チャクラは、「感情」の象徴です。なぜなら、生殖器は性による「喜び」などの感情を生み出すから。

さらに、腸も「喜び」と深いつながりがあります。私たちにおだやかな喜びをもたらす神経伝達物質の一種に、「幸せホルモン」として有名なセロトニンがあります。このセロトニンの生成に必要なアミノ酸・トリプトファンがつくられるのが、腸。

つまり、おだやかな喜びを生み出す源は、腸なのです。

そのため下腹部がほぐれて、リンパがしっかり流れていれば、

喜びを中心とした豊かな感情が生み出されます。

けれど、ここのリンパが詰まってハリやコリがある状態だと、喜びを感じられなくなったり、自分の素直な感情を感じるのが苦手になったり、人前で自分の感情を隠すようになる傾向があります。

そのせいで人と本音で交流することが苦手になり、イヤなことをイヤと言えずにガマンしてしまうことも多いようです。

パートナーや親、友人に本音を言えないと、子宮系の病気を発症しやすくなる

自分の素直な感情をお腹に溜めてしまう方は、子宮内膜症、子宮筋腫、子宮がんなど、子宮系の病気を発症しやすい傾向もあります。そんな方に共通しているのが、いつも周りに気を遣い、自分の本音を抑えてニコニコしていること。自分より他人を優先して、やりたくない無理を続けていることです。

特にパートナーに対して素直な本音を言えない方ほど、子宮系の病気を発症しやすいようです。もしかすると生殖器には、パートナーへの口に出せない不満が溜まりやすいのかもしれません。

実は、私も27歳のときに子宮頸がんを経験していますが、当時、1度目の夫と離婚した直後は、彼への不満を友人に愚痴ってばかりいました。今考えると、元夫に対しての不満が影響していたんだと思います。

こんなふうに、自分の本音をお腹に溜めている方は、下腹部がハリやコリでカチカチに硬くなり、リンパの流れが滞ったお腹がひんやりと冷たくなっているのも特徴です。

下腹部がカチカチだと、脳のパフォーマンスも低下しがちに

ちなみに、下腹部がカチカチになっていたり、冷たくなっている方は、脳のパフォーマンスが落ちている可能性があります。

先ほども言ったように、腸のトリプトファンは、幸せホルモンの生成に役立ちます。そのため、腸の状態が悪くて便秘や下痢が慢性化すると、ウツっぽくなってしまいます。

また、脳と腸は迷走神経という太い神経でつながっていて、互いに情報をやりとりしています。これを「脳腸相関」と言いますが、面白いのは、「脳→腸」に送られる情報より、「腸→脳」に送られる情報のほうが多いということ。つまり、腸の状態がよくないと、どんなにがんばっても脳は十分なパフォーマンスを発揮できないのです。

❖心の詰まりをほぐして、下腹部の詰まりもほぐす「心身相関レッスン」

押してみて下腹部が硬くなっている方や、お腹がひんやり冷えている方は、できるだけ毎日、「彫刻リンパ」セラピーのメソッドで、下腹部をやわらかくほぐしてください。トリートメントを続けると、腸や生殖器の活性が高まって、喜びを中心とした感情を少しずつ感じられるようになりますし、頭もどんどん冴えてきます。

また、腸内環境が整うことで免疫力がアップしたり、お肌がキレイになったりもします。

さらに、身体のトリートメントを行いながら、心のケアをすることで、下腹部のリンパの詰まりが解消していくことがあります。

そのための手段として、下腹部のハリやコリに向かって、「今まで、自分の感情を抑えて、よくがんばってきたね。ありがとう。今からは、私自身にもやさしくするよ」と心の中で話しかけるのもオススメです。

これまで他人にばかり向けてきた意識を、ほんの少し自分に向けてあげるだけで、素直な感情が表に出てきやすくなり、下腹部のハリやコリもやわらいでいきます。トリートメントの際に、ぜひやってみてください。

また、余裕があれば、次のことも併せて行ってみましょう。

◎心地よさを感じ切る

自分の素直な感情を取り戻すために、身体が喜ぶことを積極的に行い、感じた心地よさを声に出してみましょう。

◎美人の体温は36・7℃。「温活」を日常に！

腸の温度は、37・2℃が理想。そこを目指して、あなたの体温が36・7℃をキープできるように「温活」を始めましょう。

たとえば、普段から保温性の高い靴下や腹巻を身に着ける、冷たい飲み物は避ける、1日の終わりに湯船につかって身体を温めるなど。便秘知らずで肌もキレイ、メンタルも整い、リンパも詰まりにくくなります。

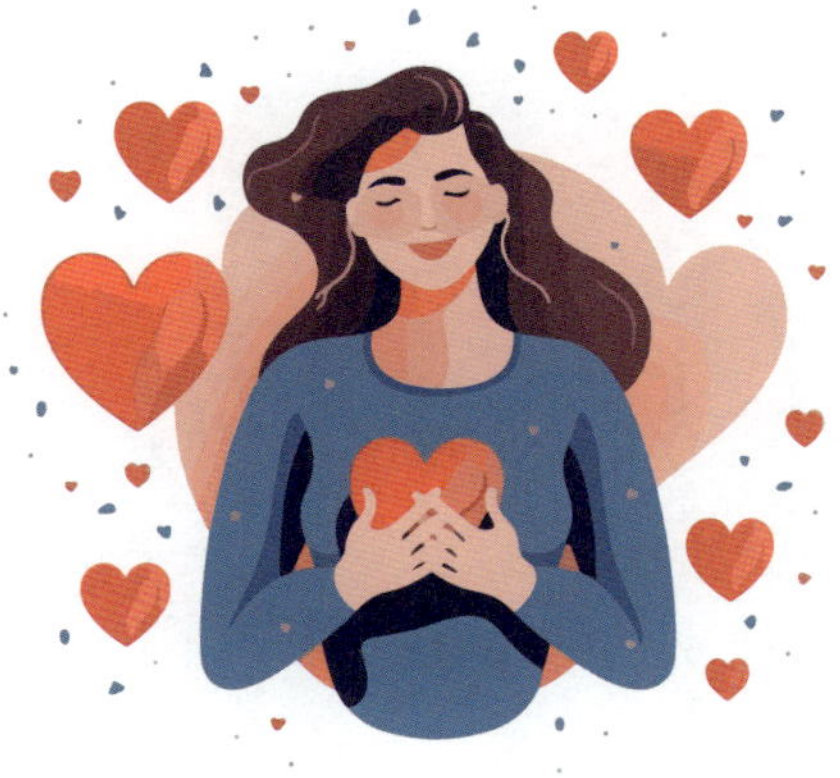

自分の心の底の感情を、ただ素直に出してみて！

「彫刻リンパ」セラピー体験談❷

嫌われたくなくて、人に合わせてばかりだった自分。「彫刻リンパ」セラピーで素直な自分に向き合え、ベストパートナーに出会えました！

（30代女性・セラピスト）

幼い頃、両親の離婚がきっかけで児童養護施設に預けられていた私。とにかく人に嫌われるのが怖く、イヤなこともイヤと言えずに、いつも相手に合わせてばかりいました。「彫刻リンパ」セラピーを知ったのは、噂で「すごいトリートメントがある」と評判を聞いたから。松原先生にトリートメントしていただくと、「下腹が冷たくなって、ものすごくカチカチになってますね。自分の気持ちより、人のことばっかり考えてる証拠」と、そんなことを言われました。身体に触れるだけで、そこまでわかるなんてビックリ！

さらに松原先生は、「よくここまで溜め込んで、がんばってきましたね。でも、お腹で感じていることが、素直な自分の欲求。これを言葉にして人に伝えることで、自分が本当に望む人間関係をつくれるようになる。だから、素直な気持ちを出せるように、少

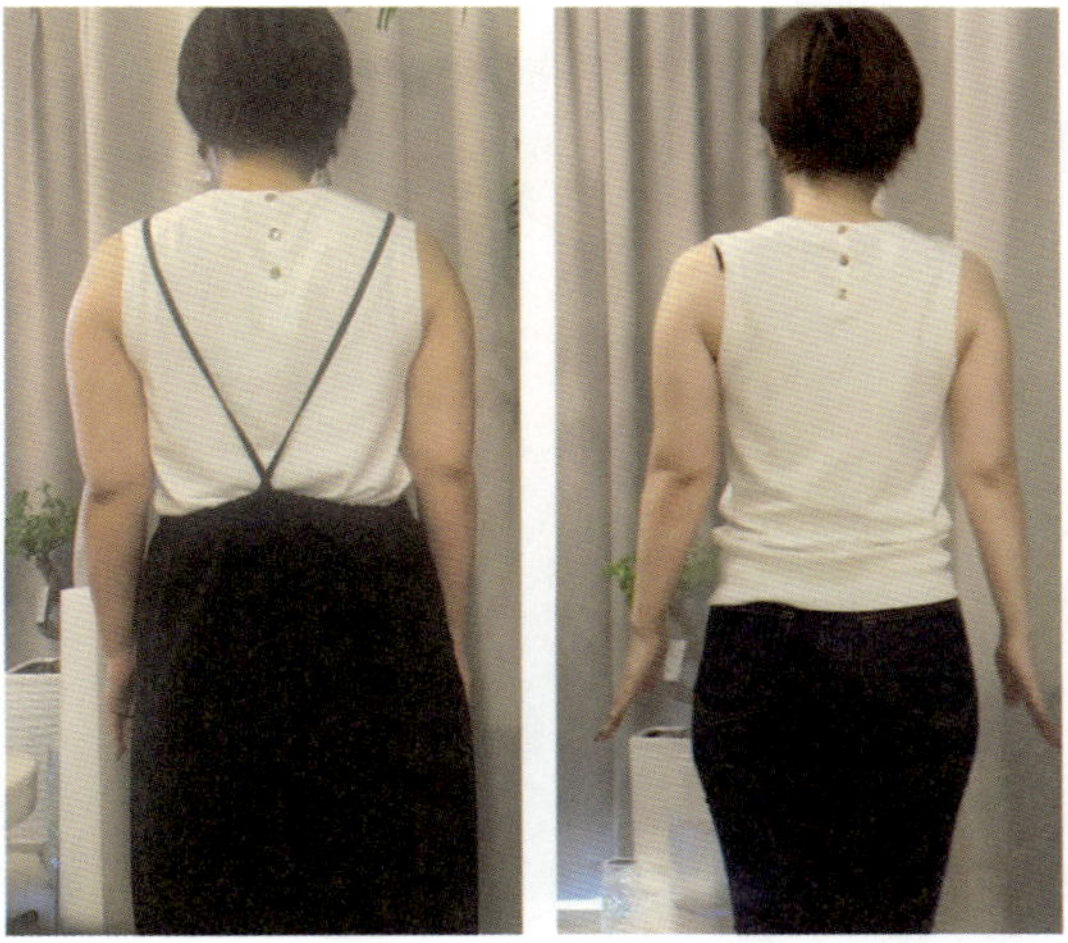

左がビフォア、右がアフター。
数回のケアでお腹まわりと腰まわりがスッキリ。

しずつできるといいですね」とも。不思議なもので、身体をやわらかくほぐされながらそう言われると、素直に「やってみよう」という気持ちになるのです。

何度かトリートメントを受けるうちに、自然と自分の望みがわかるようになりました。

昔の自分のような人のために、「彫刻リンパ」セラピーのサロンを開業したいと思ったのです。そこで、即行動。今では自分のサロンを持つことができています。

さらにその後、ありのままの私を受け入れてくれる男性と出会えて、結婚することに！

無理して笑わなくても受け入れてくれるパートナーに出会えたのは、間違いなく「彫刻リンパ」セラピーで素直になれたからだと思います。

Step 3

みぞおち

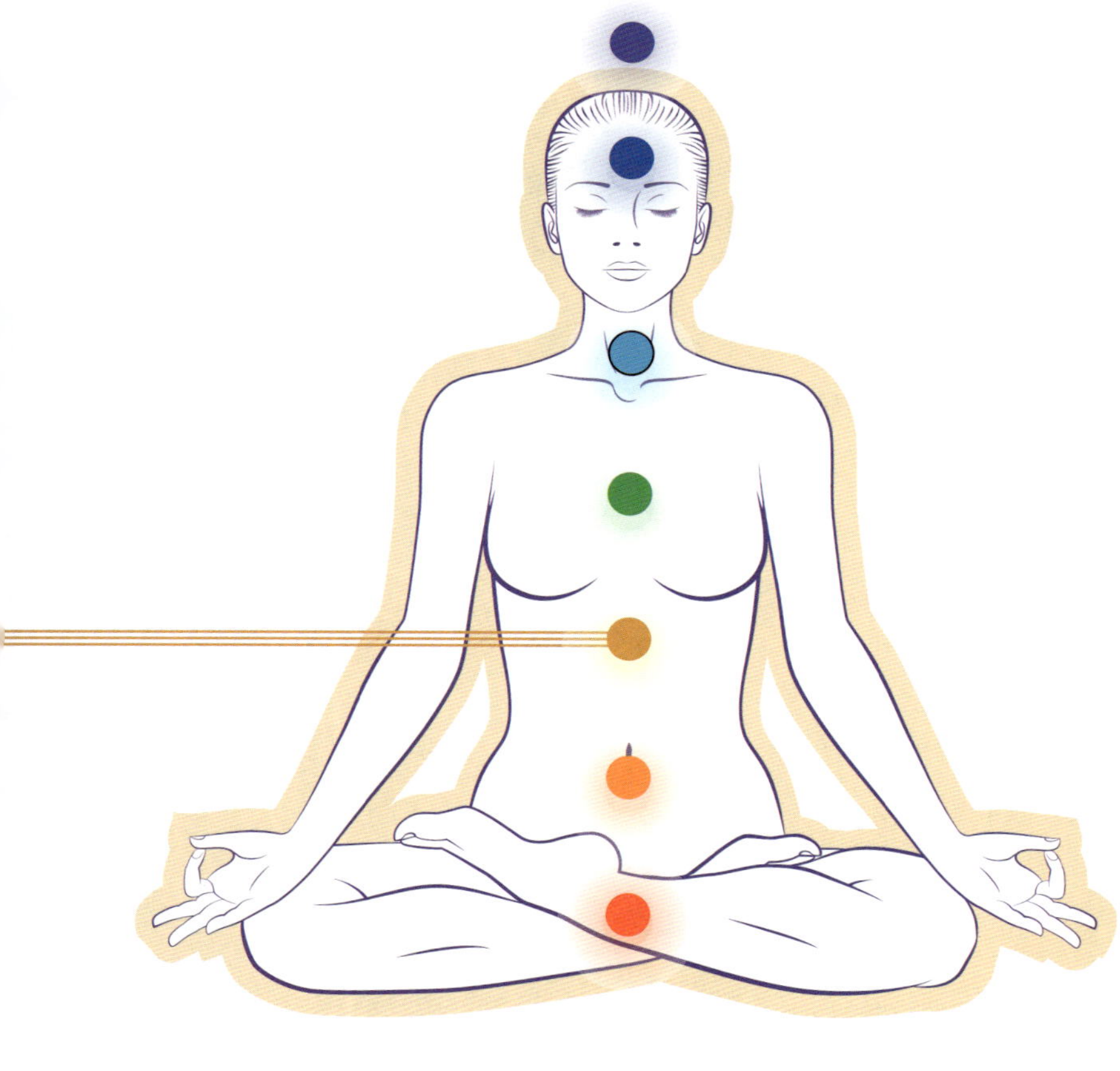

3rd.
「ソーラープレクサス・チャクラ」
(Solar plexus chakra)

消化器系が集まるみぞおちは、「個性」の象徴

肺を支える横隔膜や、消化器系臓器とつながる神経の集まり「ソーラープレクサス」(太陽神経叢《そう》)が位置するみぞおち。ここほぐすと、深い呼吸ができるようになり心身がリラックス。消化器も活性化して代謝もよくなります。さらに、自分を責める心がやわらぎ、「個性」が花開きます。

【関連するボディパーツ】

胃/脾臓/膵臓/肝臓/腎臓/横隔膜など

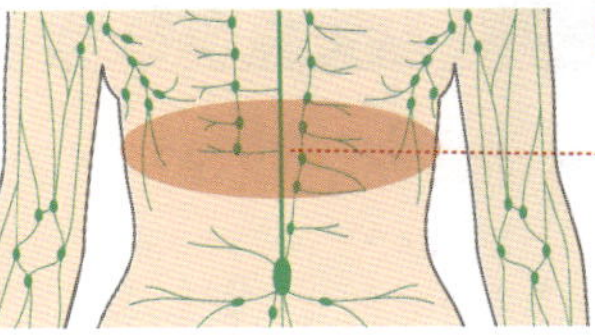

痩せやすく、息をしやすく、生きやすくなる

みぞおちトリートメント

呼吸が深くなり、ストレス軽減。
消化器が活性化して、代謝もアップ！

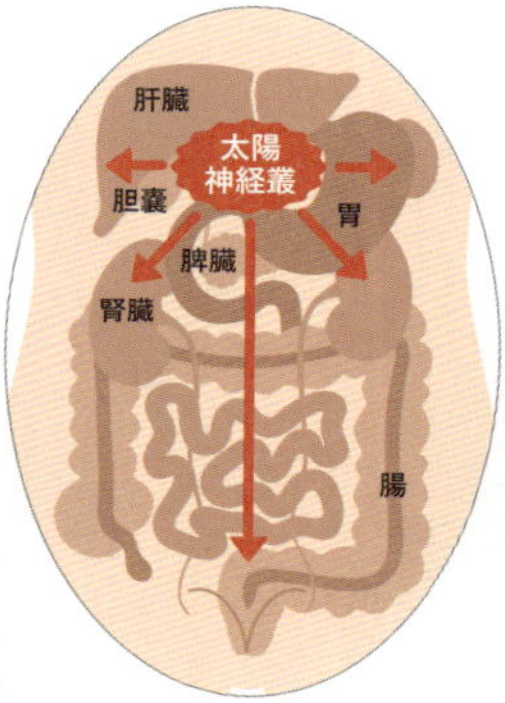

▲みぞおちには、さまざまな消化器系臓器とつながるソーラープレクサス（太陽神経叢）がある。

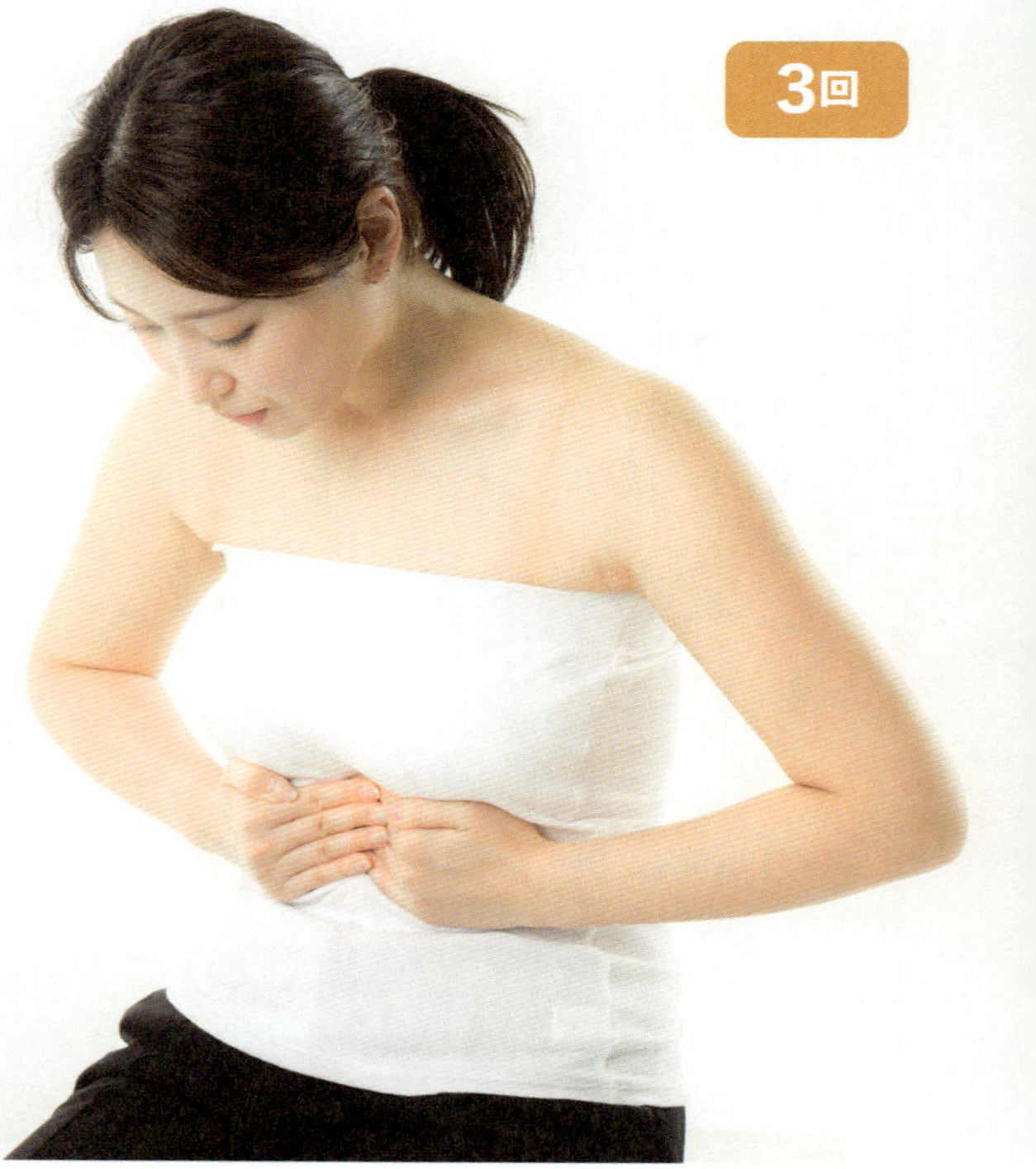

① ゆっくり息を吐きながら、みぞおちをプッシュ

イスに座り、自律神経のコントロールセンターである太陽神経叢《そう》があるみぞおちに両手中指を重ねて、息を吐きながらゆっくりと押す。吐くときは、やや背中を丸めて前かがみに。吐き切ったら、息を吸いながら上半身を起こす。これを3回繰り返す。

◀動画で CHECK！

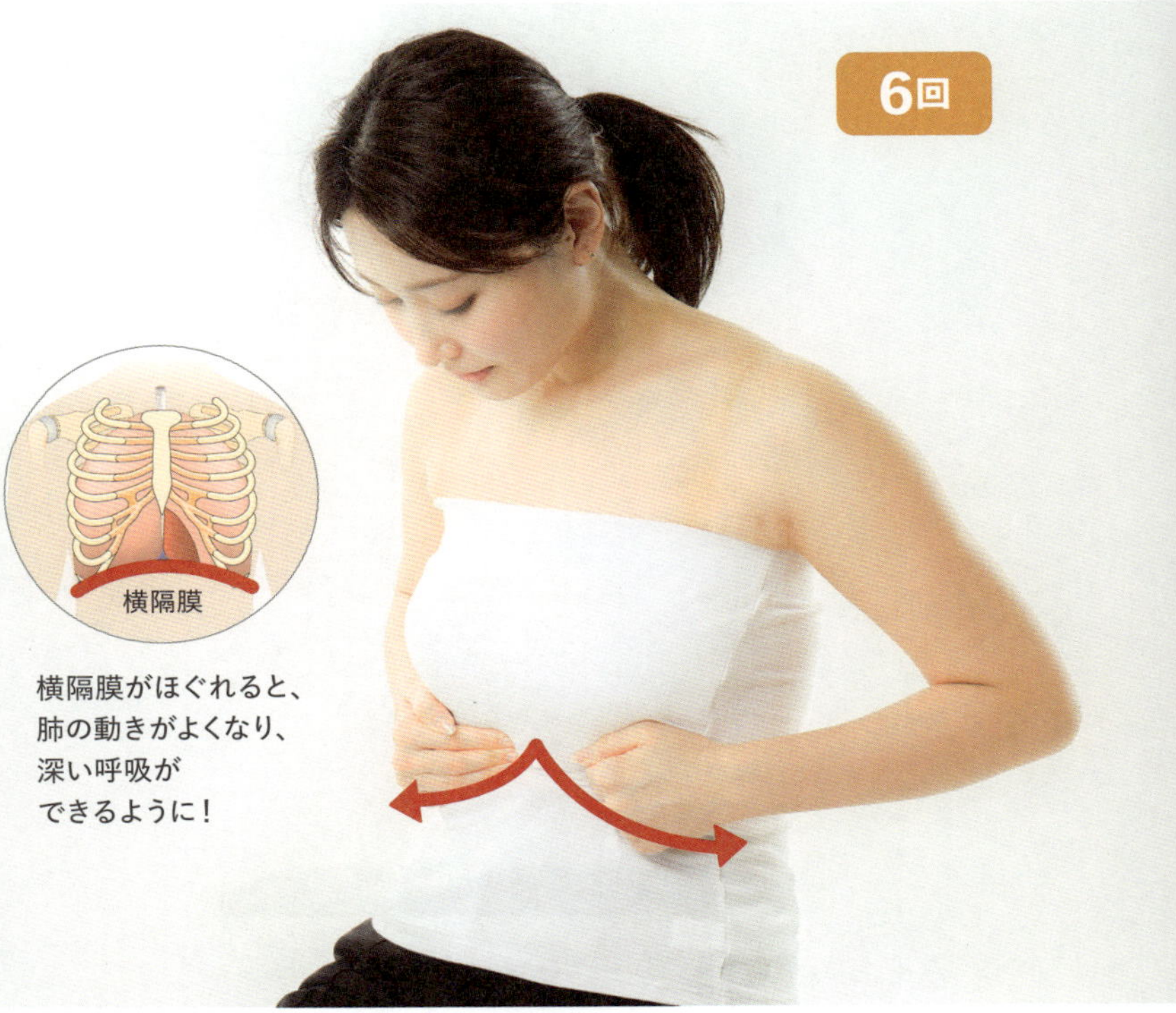
6回
横隔膜
横隔膜がほぐれると、
肺の動きがよくなり、
深い呼吸が
できるように！

② みぞおちに置いた指先で横隔膜をほぐす

肺を支える横隔膜をほぐすために、みぞおちに両手の親指以外の４本指を当て、右手は右の外側に、左手は左の外側に。指先にやや力を込めながら滑らせる。これを６回繰り返す。

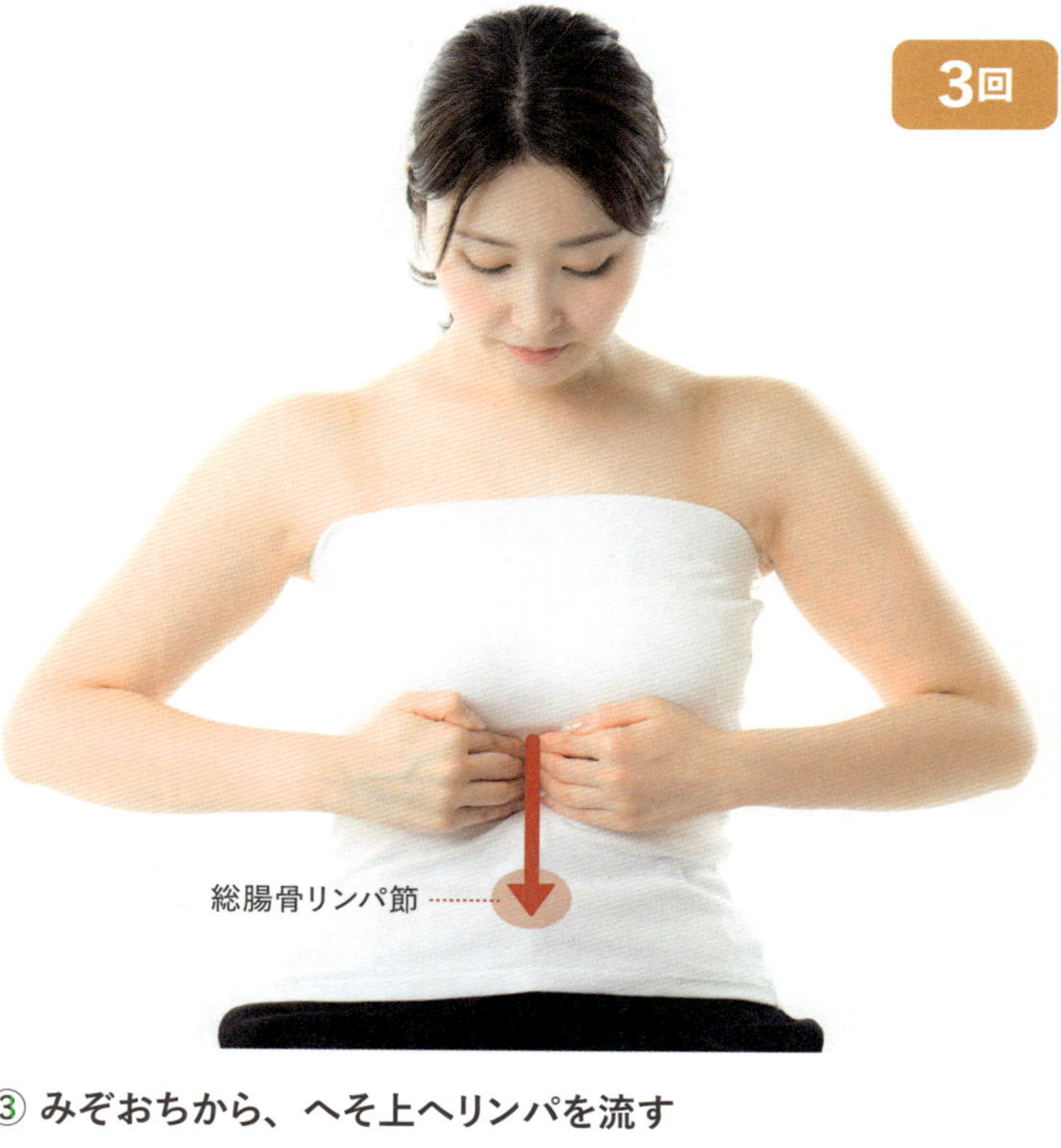

③ みぞおちから、へそ上へリンパを流す

みぞおちに両手の親指以外の４本指を当て、指先にやや力を込めて、おへそまわりの総腸骨リンパ節に向けてリンパを流していく。これを３回繰り返す。

横隔膜と太陽神経叢の関係

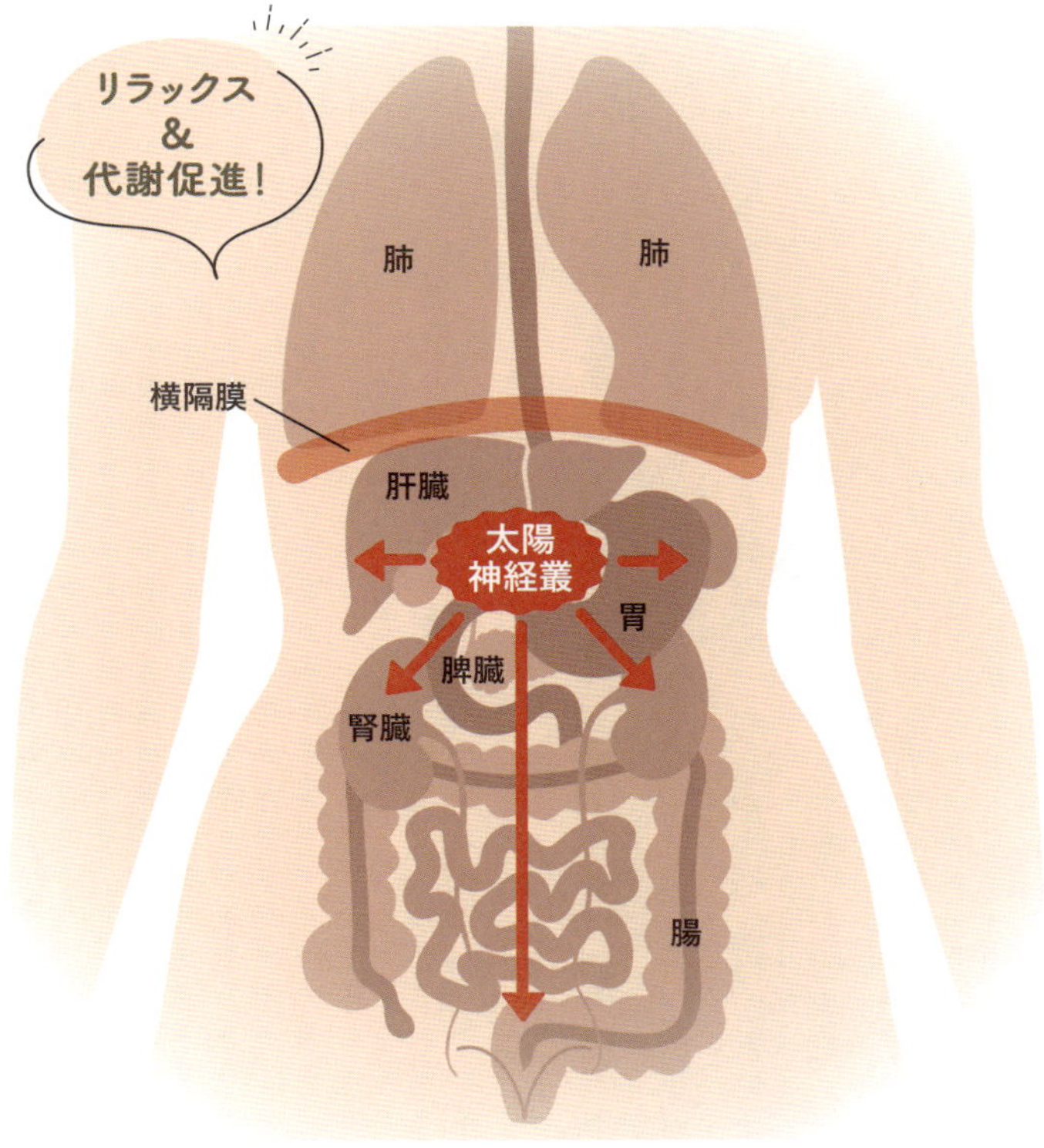

みぞおちトリートメントで横隔膜をほぐすと、その上にある肺の動きがよくなり、普段から深い呼吸ができるように。また、深い呼吸をするたびに、横隔膜の下にある太陽神経叢が刺激され、太陽神経叢とつながる胃・肝臓・腎臓などの消化器系臓器が活性化！　自然と代謝がアップして、痩せやすい体質になります。

みぞおちのハリやコリからわかること

人目を気にして、自分を責めがちに 自分を許し、個性を取り戻して

自律神経が集まる、みぞおち

みぞおちには、肺を支える横隔膜、そして胃・肝臓・腎臓などの消化器系の臓器があります。これらの消化器をつなぐのが、太陽光のように放射状にのびる太陽神経叢（＝ソーラープレクサス［Solar plexus］）。そのため、みぞおちに位置する第3チャクラは、「ソーラープレクサス・チャクラ」と呼ばれます。腹部リンパ節の近くです。

太陽神経叢は自律神経の集まりで、脳の視床下部ともつながっています。ここの連絡がスムーズだと、消化器が活性化して、新陳代謝が活発になり、痩せやすい体質が手に入ります。

また、自律神経の集まりである太陽神経叢には、副交感神経のスイッチがあります。横隔膜がほぐれて深い呼吸ができるようになると、横隔膜のすぐ下の太陽神経叢が刺激され、副交感神経のスイッチが入ります。すると、日ごろから緊張せずリラッ

クスしていられるようになります。

みぞおちがほぐれると、自分らしい「個性」を発揮できる

みぞおちのソーラープレクサス・チャクラが象徴するのは「個性」です。

ここがやわらかくほぐれている方は、ありのままの自分を受け入れて、自分らしく生きやすくなります。私のお客様の中でも、のびのびとした個性を発揮なさっている方は、ここが赤ちゃんのようにやわらかくフワフワにほぐれていることが多いです。

けれど、ここのリンパが詰まってみぞおちがカチカチになっていると、ありのままの自分を否定して、自分を責めがちになる傾向があります。また、他者評価を気にしてがむしゃらにがんばりすぎたり、他人の意見に流されやすくなる傾向もあります。

みぞおちをカチカチにする「悩み」や「怒り」

みぞおちのリンパが硬くなる原因のひとつは、日ごろの生活習慣です。

暴飲暴食や過度の飲酒で消化器に負担をかけたり、寝不足で自律神経の働きが乱れたりすると、みぞおちのリンパが詰まってカチカチになってしまいます。

さらにみぞおちのリンパを詰まらせるのが、「悩み」や「怒り」といった精神的なストレスです。これらは、ダイレクトに消化器系に影響します。

たとえば、悩みがちな方が胃潰瘍になりやすいことはよく知られていますが、胃酸の量はストレスと関係があります。ストレスが多いと、胃酸の量が増えて、胃が荒れるのです。

また、「怒り」を溜めると、肝臓がんになりやすいとも言われています。

肝臓がんは、別名「アジアがん」と呼ばれるほど、日本を始めとするアジアの国々で多く見られるがんです。空気を読みがちなアジア人は、怒りを言葉にせずにお腹に溜めてしまいがちですが、そのことが肝臓がん発症の一因になっているのかもしれません。

私がトリートメントをしていても、日本人のお客様の多くは肝臓周辺がカチカチになっています。

ちなみに、中医学では、怒りは肝臓を、悩みは胃や脾臓を傷つけると言われています。

まさに、ここに挙げた例の通りですね。

❖心の詰まりをほぐして、みぞおちの詰まりもほぐす「心身相関レッスン」

みぞおちがカチカチになっている方は、できるだけ毎日、「彫刻リンパ」セラピーのメソッドで、みぞおちをやわらかくほぐしましょう。太陽神経叢がほぐれると、消化器の活動が活発化して、悩みや怒りがやわらぐこともあります。また、深い呼吸がしやすくなり、イライラせず常にリラックスしていられるようになります。

常にリラックスした状態でいることで、自分を責める心が少しずつやわらぎ、「ありのままの自分でOK！」と思えるようになっていくはずです。

また、「ありのままの自分を責めずに、許そう」と意識することも大切です。

トリートメントを行うときは、硬くなったみぞおちに向かって、「自分で自分を責めてばかりでごめんね。今から私は、私の味方だからね」と心の中で唱えてあげましょう。自分のがんばりを認めてあげることで、心身がさらにリラックスして、個性が開花します。

さらに、余裕があれば、次のことも併せてやってみましょう。

◎早寝早起きを心がけ、睡眠をしっかりとる

肝臓は寝ている間に修復されるので、毎日6~8時間の睡眠をとるようにしましょう。東洋医学の「子午流注《しごるちゅう》」という考え方によれば、肝臓の回復力が最大になるのは夜中の1~3時頃。この時間に熟睡できるようにシンデレラ・タイムである0時前には眠り、朝は7時頃までに起き、日光を浴びるのが理想的です。

なぜなら、日光を浴びるとセロトニンというホルモンが生成され、これが14~16時間後に睡眠ホルモンのメラトニンに変わります。朝7時に日光を浴びれば、21~23時には自然な眠気がやってきて、1時にはぐっすり……というわけです。やってきた眠気に逆らわずにベッドに入り、スマホなどを見ずに目を閉じれば、ぐっすり眠れて、肝臓の疲れも和らぎ、朝の目覚めもスッキリ!

◎自分の好きなことを宣言して、その通りに行動する

自分を責めがちな方は、他者評価を気にして、自分の感じたことや好きなことをない

がしろにする傾向があります。自分の内面と向き合うために、自分の好きなことを「やる！」と宣言して、その通りに行動してください。

たとえば「今日の帰りに○○のケーキを食べる！」「次の休みは、△△に行く！」など。どんなささいなことでも構いません。自分の気持ちに向き合い、満たすことで、自分らしさが少しずつ形になっていきます。

やわらかなみぞおちと、あるがままの自分の魅力を取り戻しましょう！

一人で、何もかも背負いすぎないで。
自分を許し、甘やかし、時には人にも甘えてみよう。

「彫刻リンパ」セラピーのトリートメントと、自分への「ありがとう」で、アトピーが治りました！

（30代・セラピスト）

心と身体はつながっている。

私がそのことを強く実感したのは、松原先生の下で「彫刻リンパ」セラピーを習い始めて、しばらく経ってからのことです。

私は子どもの頃から、ひどいアトピー性皮膚炎に苦しめられてきました。そんな私に、松原先生がくださった課題は、**①トリートメントでみぞおちを常にやわらかくほぐしておく、②日ごろから身体を温める、③「ありがとう」を2万5千回言う**（心学研究家の小林正観先生が提示した思想）、の3つです。

①②はともかく、③については正直……なぜ？（笑）と思いました。でも、とにかく毎日、家事の最中や移動中、入浴中に、「ありがとう、ありがとう……」とひたすら言い続けました。

すると、何週間か経った頃、突然「そういえば私、自分自身に『ありがとう』という気持ちを持っていなかった。ああ、なんで私は今まで、こんなに自分を大事にしてこなかったんだろう。ごめんね私。ありがとう！」。そんな気持ちが湧き上がってきて、涙がダーッとあふれて止まらなくなりました。本当に、心の底から自分に「ありがとう」と言うことができたのです。不思議なことに、この翌日から、何十年も苦しんできたアトピーの症状がスーッと落ち着きました。

実は、同じようにして、アトピーが改善したお弟子さんが何人もいます。自分への感謝の涙で内側が浄化されるのでしょう。

これまでがんばって生きてきた自分を認めて、感謝する。

自分であることを受け入れ、自信を持つ。

それだけで、身体が本来持つ力を発揮できるようになるのかもしれません。

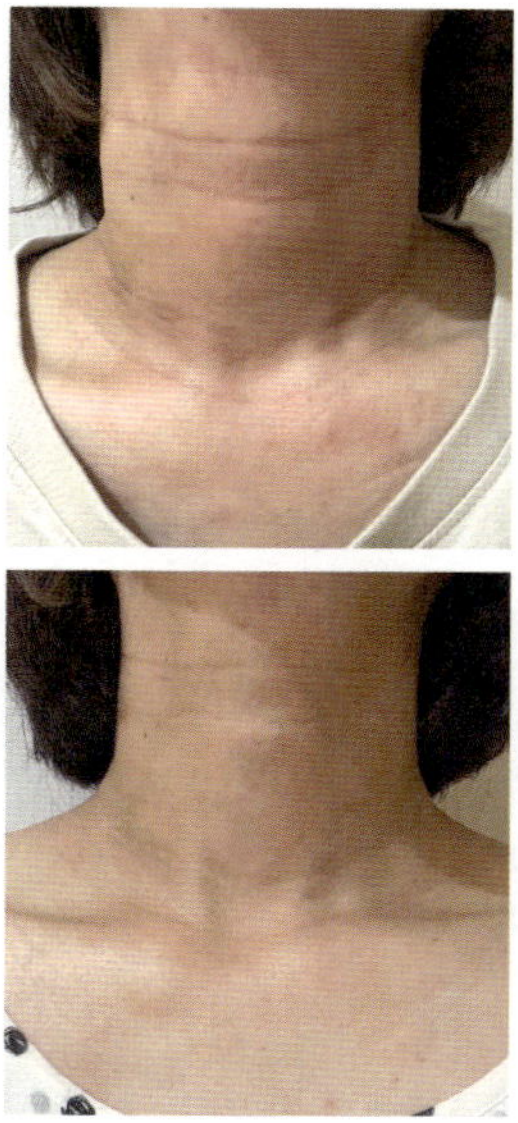

上がビフォア、下がアフター。トリートメント等でアトピーが徐々に改善。

Step 4

胸部

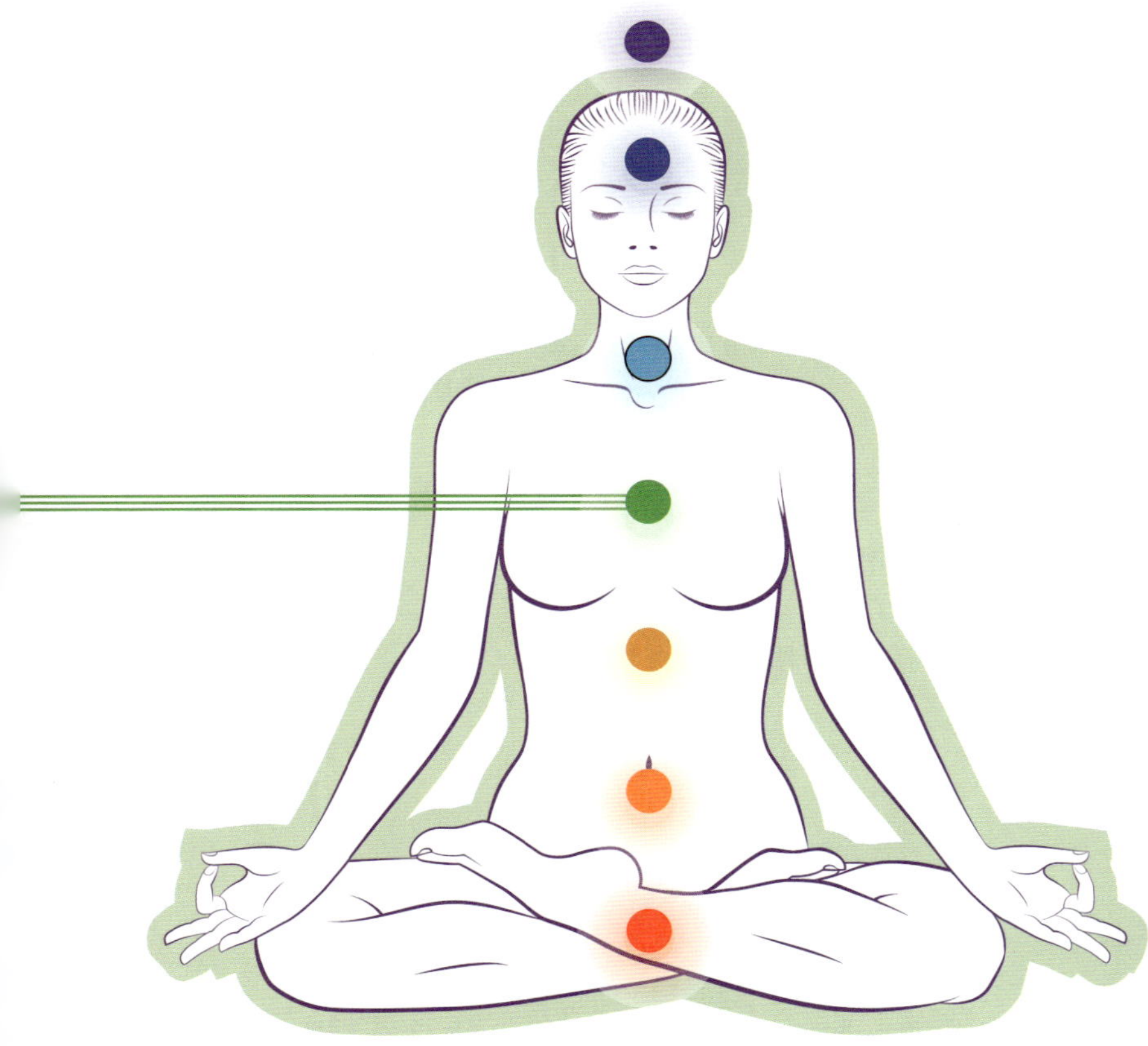

4th.
「ハート・チャクラ」
(Heart chakra)

ドキドキと鼓動を刻む胸は、「愛」の象徴

心臓（ハート）や肺が位置する胸部は、あふれ出す愛の源。内胸リンパ節や、胸に近い腋窩リンパ節をほぐすと、人との間に、持ちつ持たれつ、与え与えられるの、愛の循環が始まります。また、バストがフワフワになりボリュームアップ！　女性らしさもアップします。

【関連するボディパーツ】
心臓／肺／バストなど

〔ほぐすのはココ！〕

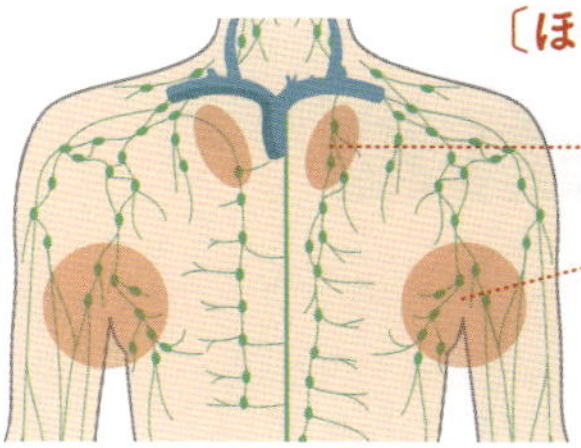

ハートが開き、ふわふわバストに！

バストトリートメント

バストまわりをしっかりほぐすと、女性らしいやわらかさと、
愛を受け取れるハートが育ちます。

内回し・外回し
左右 各6回

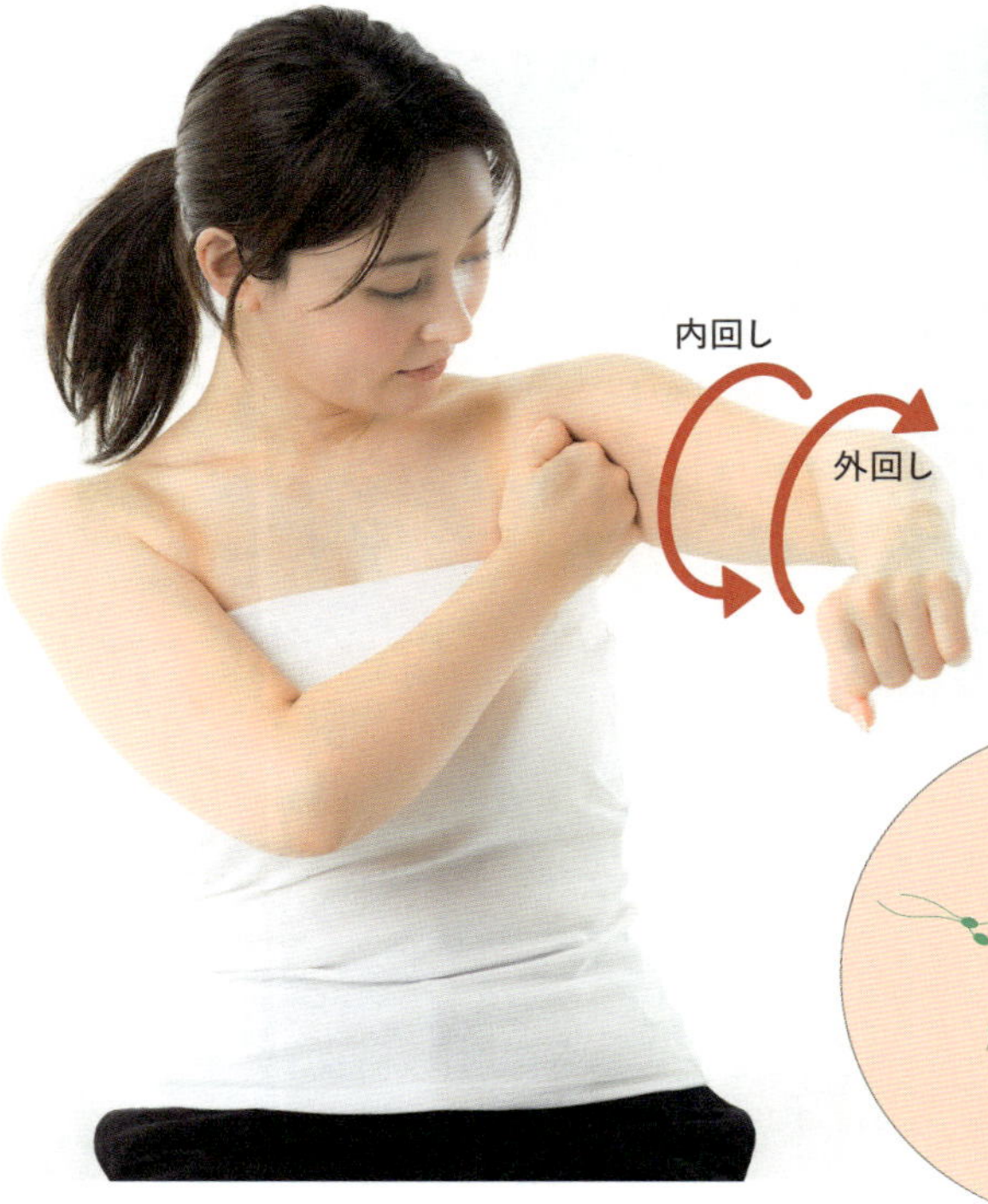

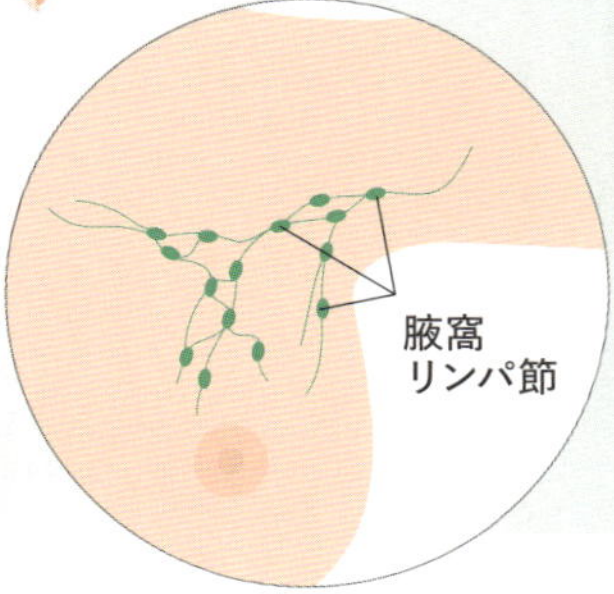

① グーをわきの下に挟み、腕を回す

グーにした手をわきの下に入れ込み、腕を肩から内回しに6回、外回しに6回。左右の腕を変えて、同様に行う。

▲腕を回すときは、腕の重みを活用し、腋窩リンパ節を刺激する。

◀動画で CHECK！

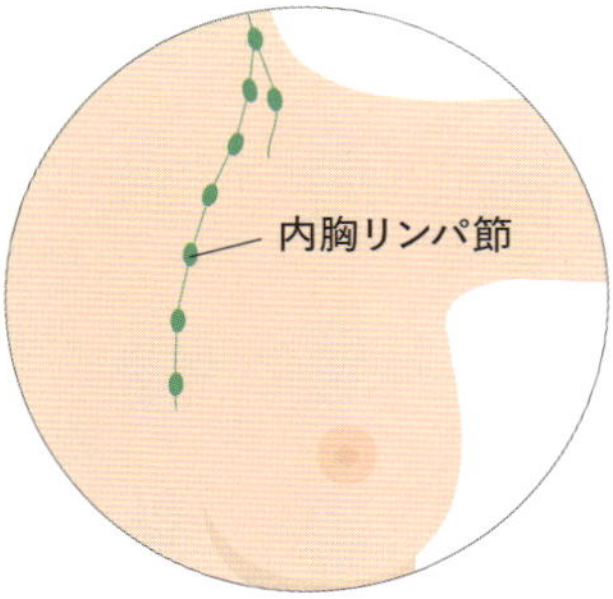

▲手がバストの上を通るときは、内胸リンパ節を意識して。

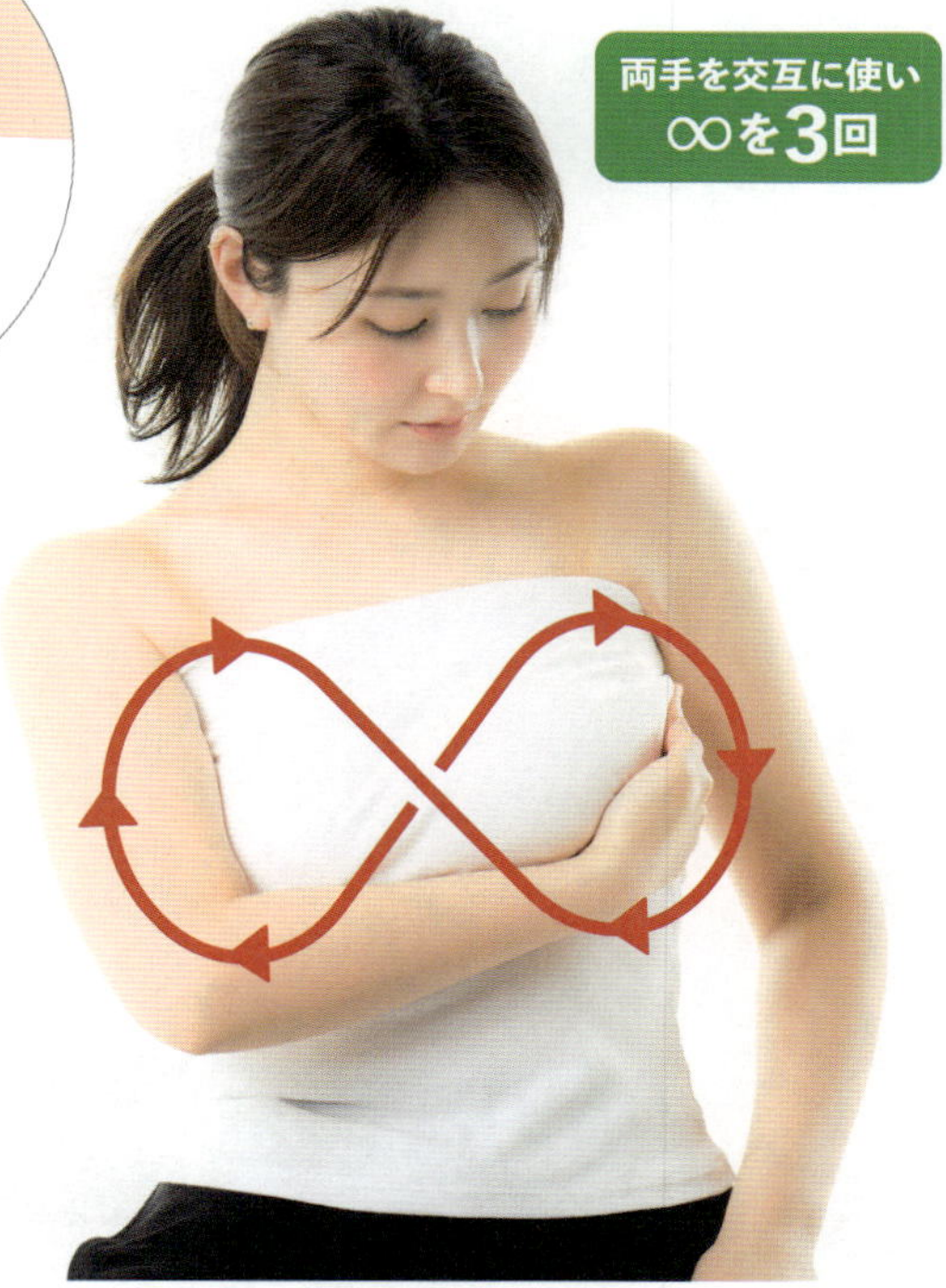

② バストまわりを、両手で交互にさする

両手を交互に使い、バストまわりを∞（無限大）を描きながら引き上げる。右のバストは左手で。スプーンの先端のようにやや丸めた指の腹全体を使い、えぐるようにケアしましょう。

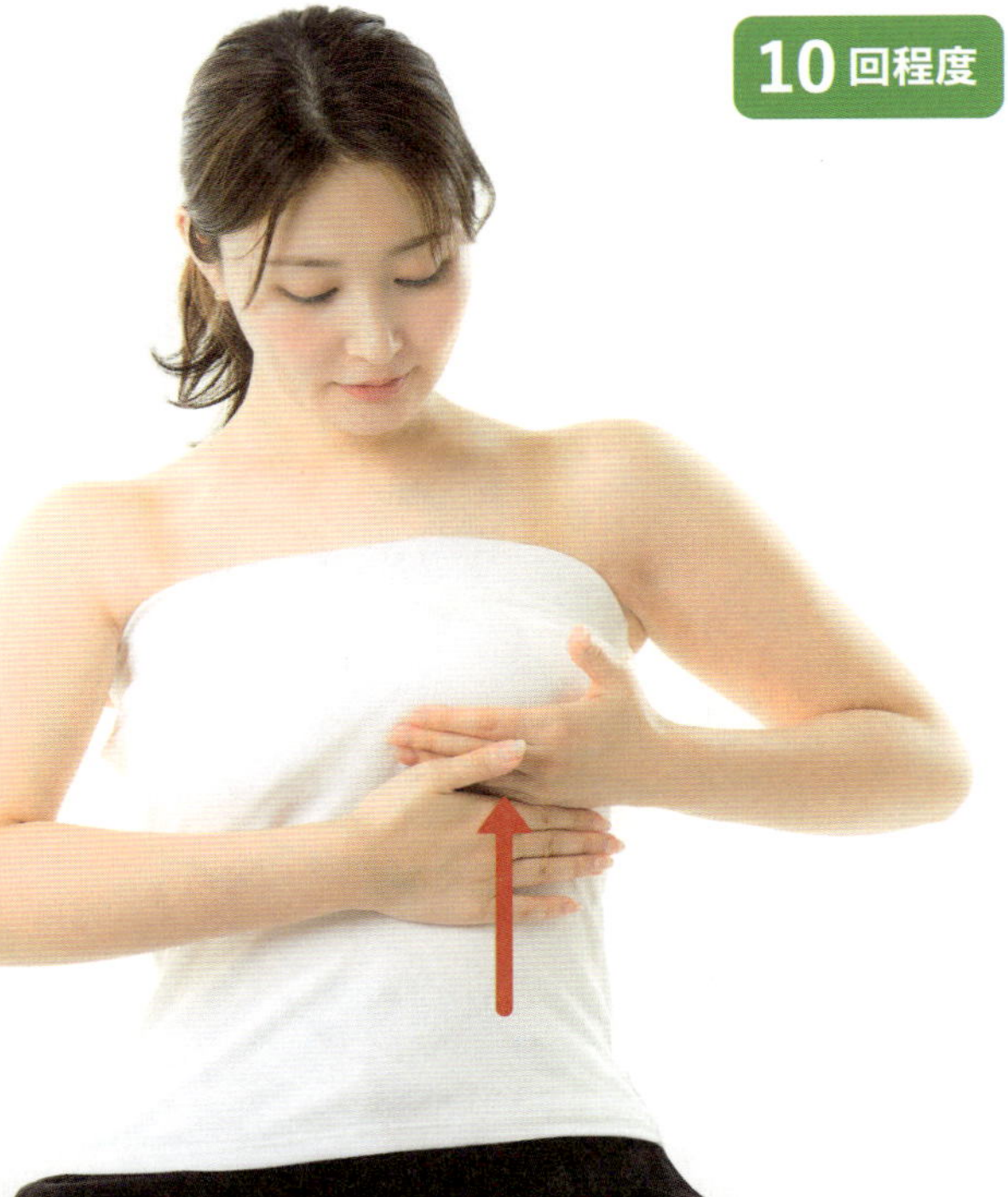

③ バストの下を、両手で交互にさすり上げる

両手を交互に使い、おへそ上からバスト全体を引き上げる。
※脇からも入れ込むと、より効果を発揮します。

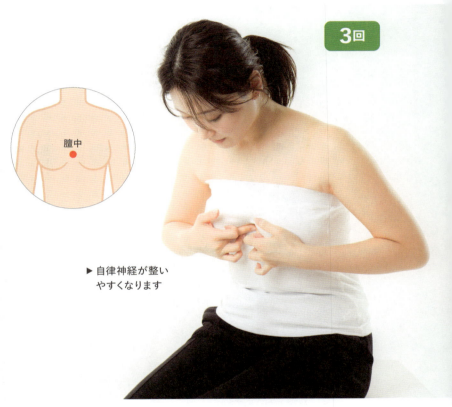

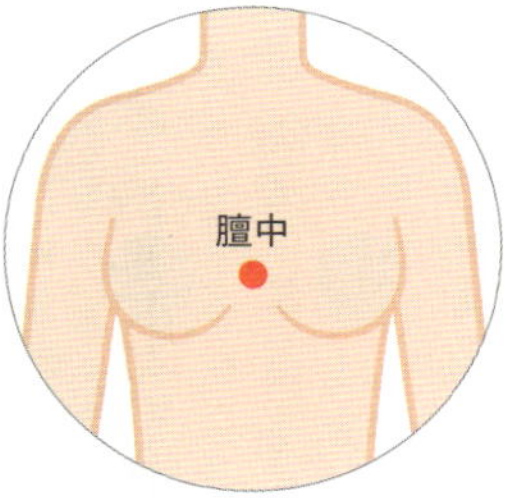

④「膻中《だんちゅう》」を呼吸に合わせてゆっくり押す

左右のバストトップを線で結んだ中間に位置する自律神経のツボ「膻中」に両手の中指を重ね、息を吐きながらゆっくりと押す。息を吐き切ったら、息を吸いながらゆっくりと力を抜く。これを3回繰り返す。

胸部のハリやコリからわかること

ハートを閉じて、人に尽くしがち 身近な人の愛を受け取って

胸部には、循環されない「愛」が溜まる

胸部には、第4チャクラである「ハート（Heart）・チャクラ」が位置しています。このチャクラに含まれるのは、心臓、肺、胸腺、そして心臓から全身に送り出される血液です。

ハート・チャクラは、その名の通り「愛」を象徴します。このチャクラがあるバストまわりがやわらかくほぐれていると、無条件に自分を愛し、人からの愛も受け取れるようになります。また、喜びや嬉しさを人と循環できるようになり、人と触れ合うことにためらいがなくなります。

そのせいでしょうか。「彫刻リンパ」セラピーで胸部をほぐすと、素敵なパートナーができる方が本当に多いです。これは、差し出された愛を受け取ることに迷いがなくなるせいかもしれません。

けれど、ここのリンパまわりが詰まってカチカチになると、愛の循環が妨げられて、与えられた愛を受け取らずに、一方的に人に尽くすようになることもあります。事実、ここのリンパが詰まっている方は、尽くすのが当たり前で、尽くされるのが苦手な方が多いです。

愛されなかった悲しみが、肺を傷つける？

中医学では「悲しみ」が肺を傷つけるとされています。

実際に私がトリートメントをしていて、肺のまわりが硬くなっている方や、ぜんそくをお持ちの方にお話を聞くと、親御さんに対して、「もっと自分を見てほしかった」という悲しみをお持ちの方が多い印象があります。

そうした悲しみが、愛を与えるのは得意でも、いざ与えられる側になると戸惑ってしまう傾向につながっているのかもしれません。

愛を受け取らないと、循環器系やバストにトラブルが

実際のところ、愛を与えるのは得意でも、受け取るのが苦手な方は少なくありません。

そうした方は、心臓など循環器系の病気が出やすい傾向があります。また、乳腺症、乳腺嚢胞《にゅうせんのうほう》、乳がんなど、バストの病を発症しやすいようです。

実は、私もこのタイプ。かつては人に尽くしすぎて、疲れてしまうこともしょっちゅうでした。その頃は、脂肪腫や乳腺症、乳腺嚢胞をよく発症していました。

ですが、「彫刻リンパ」セラピーを創り上げる過程で、愛は与えることだけでなく、受け取ることも大切と気づいたのです。

とはいえ、今もまだ受け取るのが得意ではなく、サプライズで何かされると恐縮してしまいます。ただ、最近は「彫刻リンパ」セラピーのお弟子さんたちに、「先生、受け取らないとバストにトラブルが出るんでしょ?」「ありがとう、でしょ?」とニッコリ笑って諭されるようになりました(笑)。そんな彼女たちのおかげで、少しずつですが、愛を受け取ることが上手になってきたような気がします。

喜びや嬉しさをシェアすると、バストがフワフワに!

ちなみに、胸部のリンパが詰まっている方は、ハートを閉じて、感情をシェアするのが苦手な傾向もあります。謙遜を美徳とする日本人は、特に「喜び」の感情をシェアするのが苦手なようです。

この場合、意識的にハートを開いて嬉しさを人とシェアしようとすると、硬かったバストがほぐれてやわらかくなっていくことがあります。同時に「彫刻リンパ」セラピーのメソッドでしっかり胸部をほぐしてあげると、バストがフワッとボリュームアップ！女性らしさもアップします。

日本人が持つ、慎み深い「謙遜」という美徳はすばらしいもの。とはいえ、一番素敵な人間関係とは、つらいときに寄り添ってくれる関係もそうですが、自分の喜びを心から喜んでくれる関係ではないかと、私は思います。互いの喜びを循環させ、笑顔を倍にしたいですね。

❖心の詰まりをほぐして、胸部の詰まりもほぐす「心身相関レッスン」

胸部がカチカチになっている方は、できるだけ毎日、「彫刻リンパ」セラピーのメソッドでやわらかくほぐしましょう。

また、胸部のトリートメントをする際は、「一人でがんばってきたんだね。ありがとう。

でも、一人でがんばらなくていいんだよ。私の喜びを一緒に喜んでいる人がいるんだから」と心の中で唱えて、実際に喜んでくれそうな人の顔を思い浮かべましょう。

愛をシェアできる存在に気づくと、心が満たされて、人に対する壁が自然と消えていきます。さらに、持ちつ持たれつ、与え与えられる、愛の循環が回るようになります。

さらに、余裕があれば、次のことも併せてやってみましょう。

◎人様の好意に気づく

人様が自分のためにしてくれたことは、すべて特別なこと。たとえば、挨拶をしてくれた、飲み物を準備してくれた、ドアを開けてくれた……などなど。

どんな些細なことでも、誰かが自分に注意を向けて労力や時間を割いてくれるのは、愛あること。そこに意識を向けるようにしましょう。

自分に向けられた愛の存在に気づくと、自然と感謝があふれ出し、愛の循環が始まります。

好意を受けたら、「ありがとう」と受け取る

愛を受け取るのが苦手な方は、誰かにごちそうされることや贈り物をされることが苦手です。また、誰かにほめられても、「いえいえ、そんな」と遠慮することが無意識の習慣になっています。

でも、その習慣を引っ込めて、「ありがとう！」と受け取ることを意識しましょう。相手の好意をブロックせずに受け止めると、お互いのハートがつながります。自己犠牲をやめて「持ちつ、持たれつ」の好循環をつくりだしましょう。

愛は、愛し愛されてこそ満たされるもの。
たくさん自分も人も愛してあげましょう。

筋肉で固めたバストが、フワフワに！最愛のパートナーができました

（30代・スポーツトレーナー）

普段はスポーツトレーナーで、ボディ・ビルもしている私。松原さんのサロンで初めてトリートメントをしてもらったとき、こんなことを言われました。

「ムダなお肉のない、とってもキレイなお身体をなさってますけど、本来はフワフワであるはずのバストまでカチカチになさってますね。どうしてここまで硬くなさる必要があるんです？」

そう聞かれて、「なぜだろう？」と自分でも不思議に思いました。

考えてみると、以前から仕事面で「男性に負けたくない！」と思っていましたし、以前、恋愛で男性とうまくいかなかったことも心のどこかに引っかかっていて……。

気づけばそんな話を、泣きながら松原さんにしていました。

すると彼女は「つらかったんですね。わかります。でも、筋肉は本当はやわらかいほ

うがしなやかで強いんです。ガチガチに固めたらケガしちゃいますから、こんなに硬くするのは違うんです。本来はフワフワで優しいところ。そこまでして身体を硬くして戦わないでくださいね」と。

そんなふうに言って、特にバストをやさしくトリートメントしてくれました。涙がなぜかあふれて止まりませんでした。

そこから何度か「彫刻リンパ」セラピーに通うと、全身の筋肉に適度なやわらかさが出つつ、胸にフワフワとした膨らみが戻ってきました。

そして、なんと！　半年後には、しばらくいなかった彼ができたんです！

自分をガードしなくても、戦わなくても、いいんだ。「彫刻リンパ」セラピーのおかげでそこに気づき、自然体の自分を取り戻せたことで、今はいろんなことがすごくラクになりました。

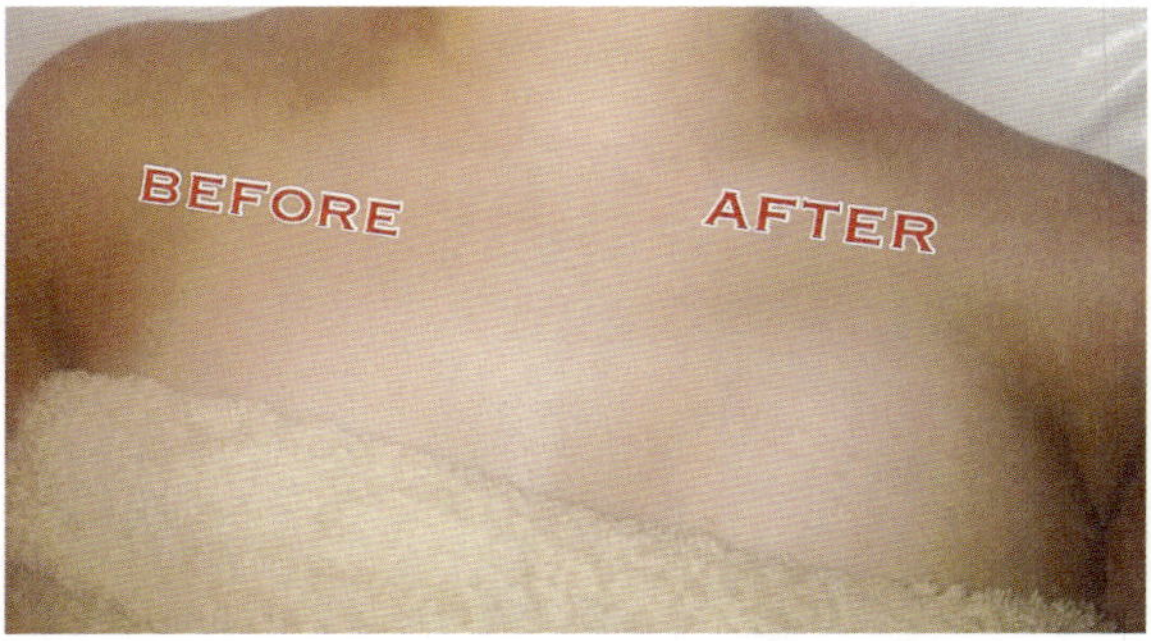

右胸がビフォア、左胸がアフター。
一度のケアでバストがふっくら！

Step 5

喉・首

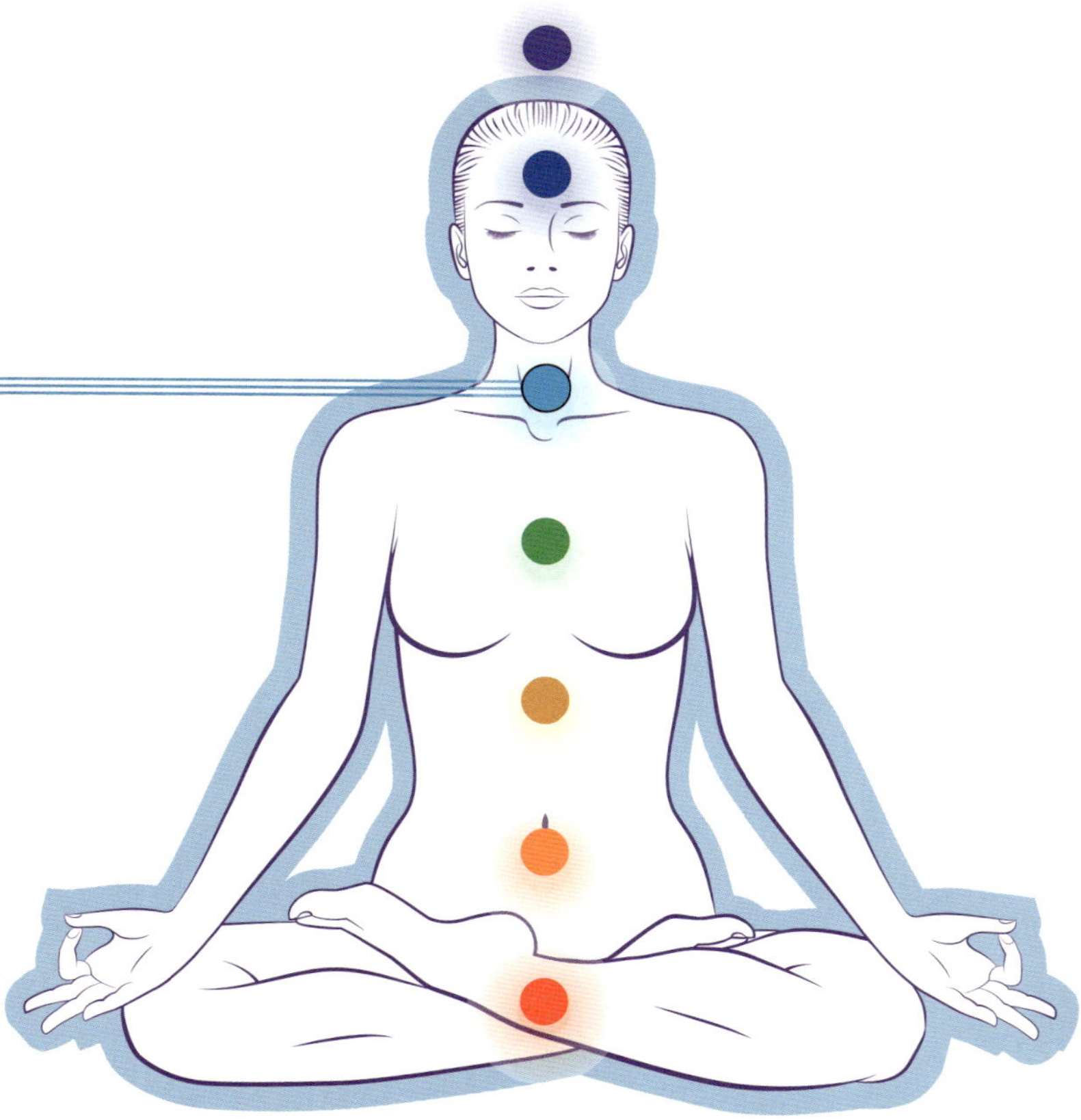

5th.
「スロート・チャクラ」
(Throat chakra)

豊かな声を発する喉は、「自己表現力」の象徴

言葉を発する喉・首まわりは、声を通じて行う、豊かなコミュニケーションの象徴。ここをほぐすと、肩コリが解消するだけでなく、豊かな声が出るようになって自己表現力がアップ。人間関係が拡がります。

【関連するボディパーツ】
喉/首/気管など

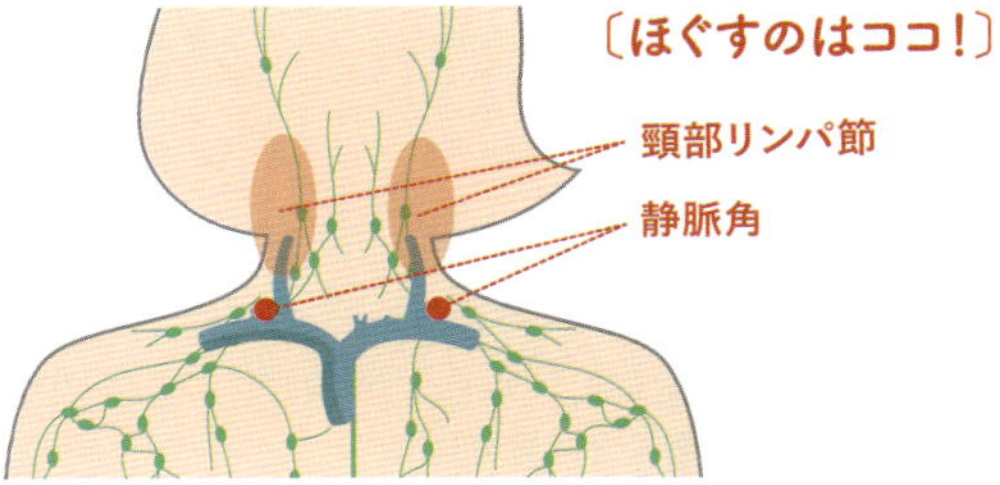

つらい肩コリ、声がれも解消！

喉・首トリートメント

首や肩まわりは、リンパが詰まりやすい部分。
しっかりほぐせば、喉もほぐれて、声がスムーズに出やすくなります。

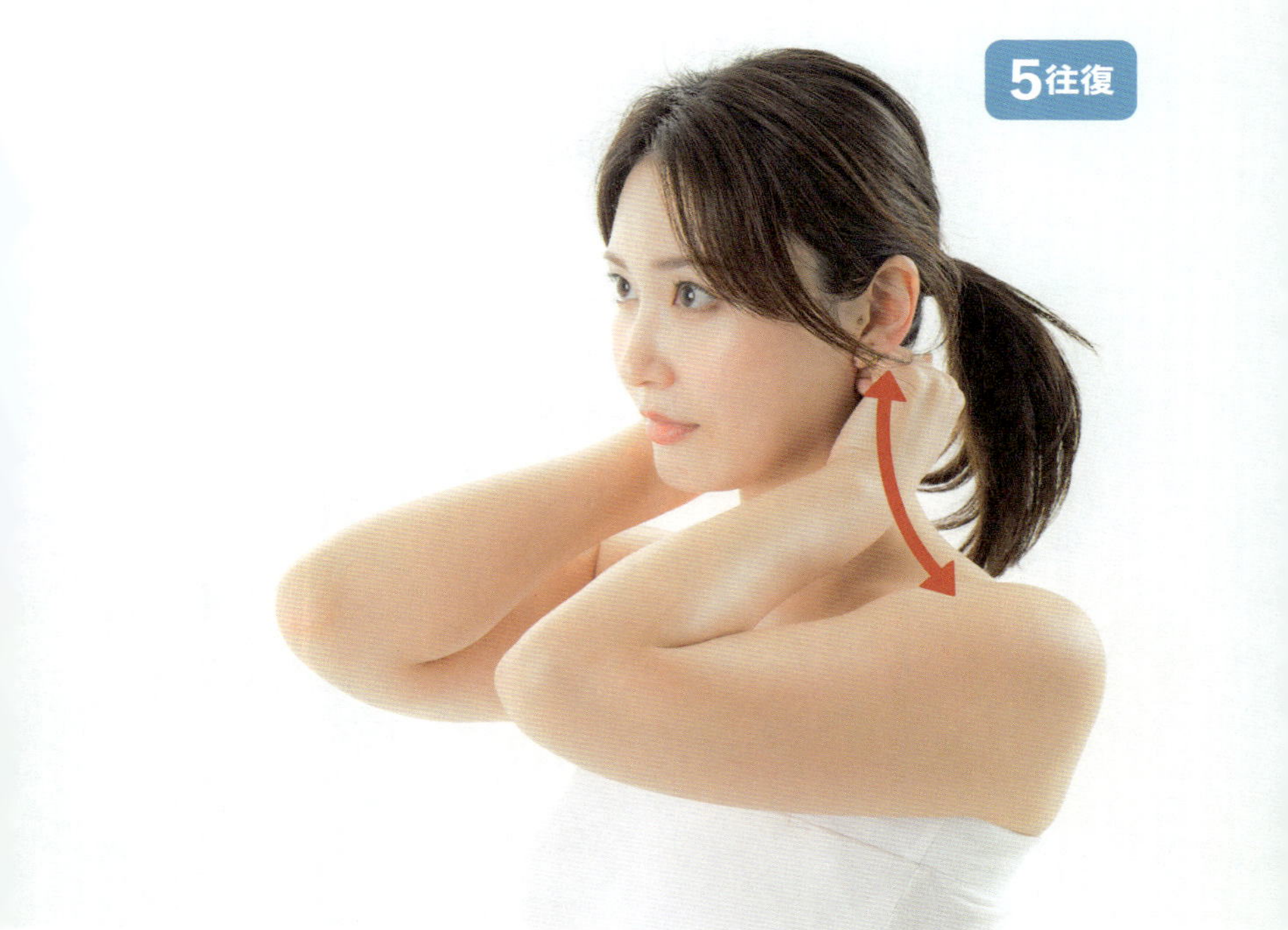

① 首のリンパの詰まりをほぐす

まずは、静脈角につながる首のリンパをほぐす。両手を軽く握り、中指の第2関節を、耳の下のつけ根に当てる。グーにした状態で肌をやや強めに圧迫しながら、鎖骨に入れ込む。これを5回繰り返す。

◀動画で CHECK！

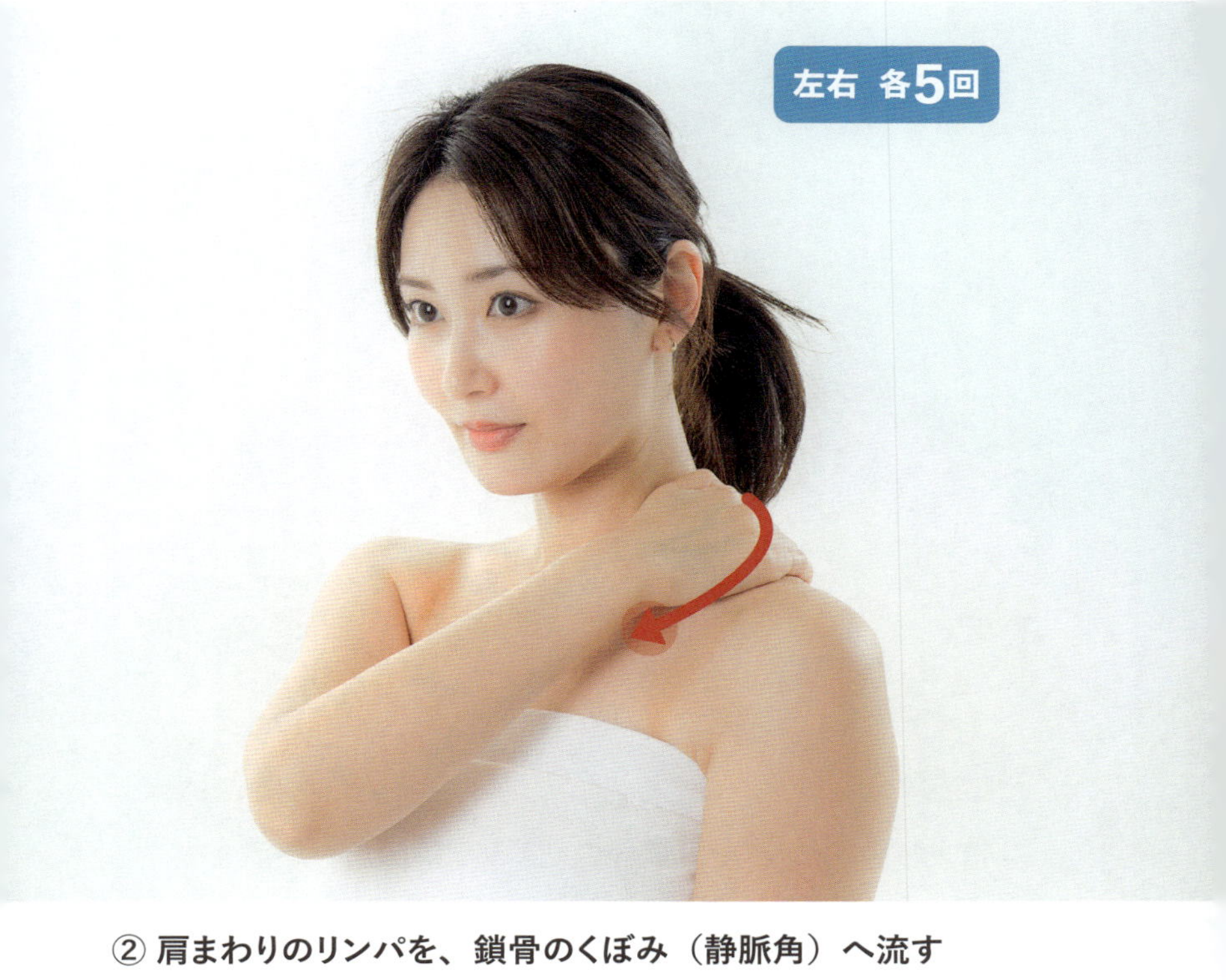

② 肩まわりのリンパを、鎖骨のくぼみ（静脈角）へ流す

首の付け根（僧帽筋）に、逆側の手を置き、やや強めの力を込めて鎖骨のくぼみにある静脈角に向かって滑らせながら、リンパの詰まりを流す。逆側も同様に行う。

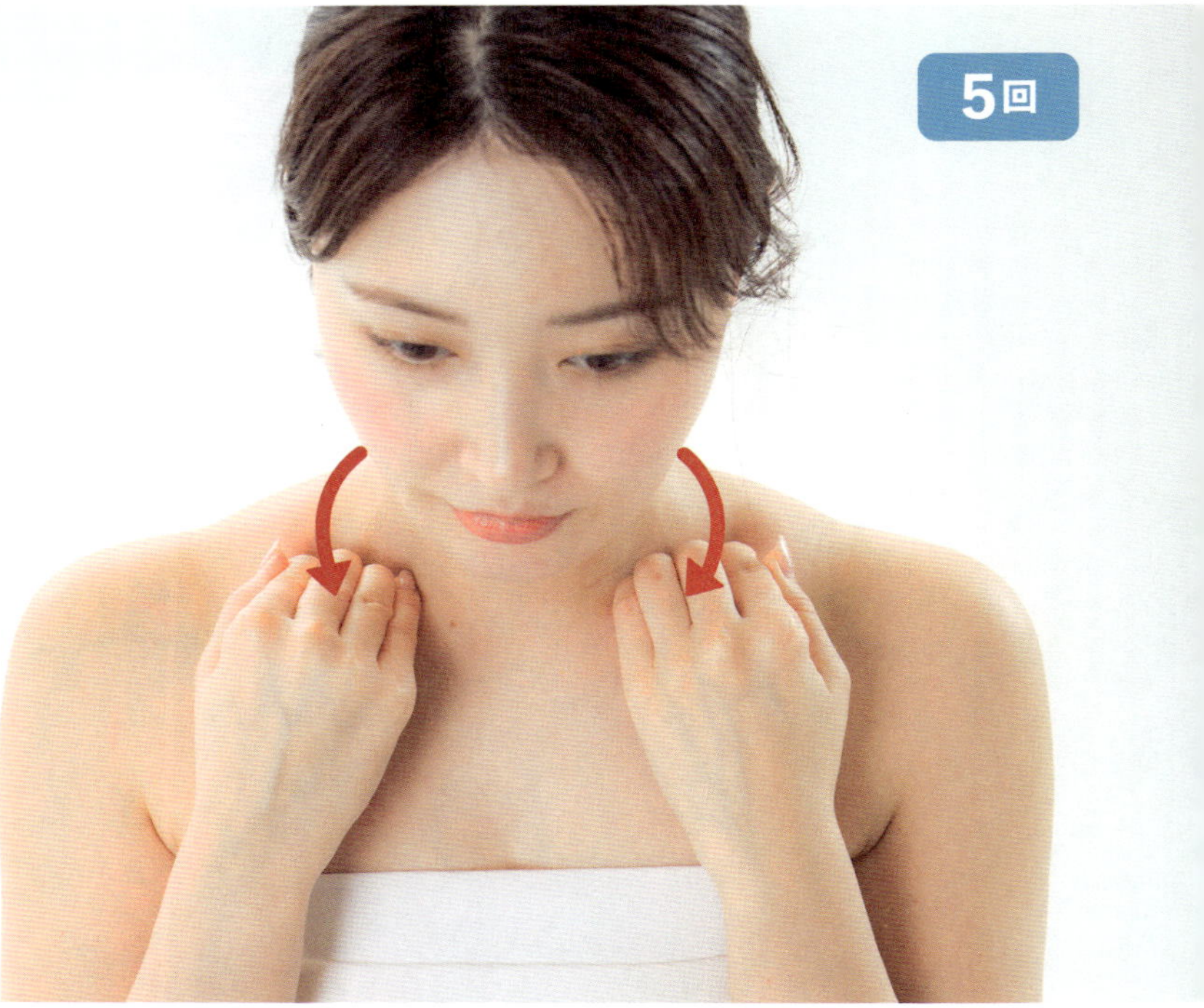

③ 首まわりのリンパを、鎖骨のくぼみ（静脈角）へ流す

鎖骨のくぼみに両手の４本指で、息を吐きながら、鎖骨全体をずらし刺激する。これを５回程度繰り返す。

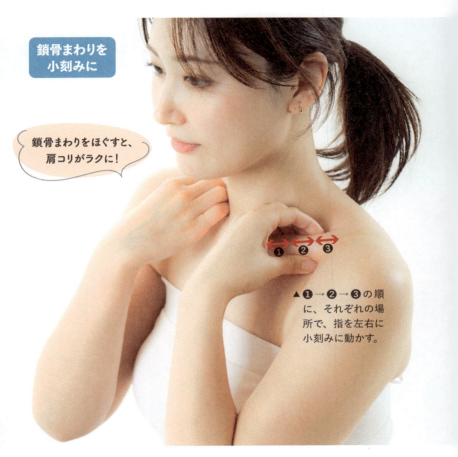

④ 鎖骨を掴み、左右に小刻みにゆする

鎖骨から順に、両手の指でグッと掴み、小刻みに左右に5回ゆする。鎖骨を掴む指を少し肩側へずらしてさらに5回、さらに肩側へずらして5回……と繰り返し、鎖骨まわりのリンパをまんべんなくほぐす。

喉・首のハリやコリからわかること

言いたいことを飲み込みがち
本音を声に出していこう

喉・首がほぐれると、人との交流が楽しくなる

第5チャクラの「スロート（Throat ＝喉）・チャクラ」は、その名の通り、喉に位置します。

声を出す器官である喉が象徴するのは、「自己表現力」。さらに、それに基づく、豊かなコミュニケーションも象徴します。

このまわりのリンパの詰まりがしっかりとほぐれていると、言葉を使った豊かな自己表現ができるようになります。

また、自分の本音を伝えるときも、相手を思いやった言葉でのコミュニケーションができるように。すると、人との本音での付き合いがどんどん楽しくなり、人間関係が拡がっていきます。

けれど、ここのリンパが詰まって喉まわりがカチカチになってしまうと、自分の言いたいことをうまく言えずに、人に対して過度の遠慮をするようになります。喉が詰まって声がかすれ気味だったり、話し声がいつも小さかったりする方は、喉まわ

りのリンパが詰まっているのかもしれません。

重い頭を支える首のリンパは詰まりやすい

喉を含む首まわりは、もともとリンパが詰まりやすいところ。なぜなら、成人の頭は5kgもあり、首には常に重い負担がかかっているからです。

その上、パソコンやスマホの使用時間の増加で、うつむきながら作業することが増えた現代は、首や、首を支える鎖骨にかかる負担がますます大きくなっています。その結果、肩コリが慢性化したり、首のシワがひどくなることもあります。

言いたいことを飲み込むと、喉のリンパが詰まる

喉や首のリンパが詰まるさらなる原因は、言いたいことを飲み込むことです。

ここに慢性的なハリやコリがある方は、身近な人から否定的なことを長期間言われ続けてきた傾向があります。

たとえば、子どもの頃、親に「お前はダメだ」といつも言われていた、友人に話し方をバカにされた。そうした経験がある方は、言いたいことがあっても、つい言葉を飲み

込みがちです。

でも、喉元まで上がってきた言葉は、本当は外に出たかった言葉。無理やり飲み込んだ言葉たちが、喉に溜まってハリやコリをつくります。

この状態がひどくなると、声が慢性的にかすれるだけでなく、扁桃腺に異常が出て熱が出たり、突発性失語症を発症したりすることもあります。


余談ですが、日本人が海外移住すると、肩コリや首コリにならないことがよくあります。空気を読んで発言を控える日本的な傾向が、海外では減るからでしょう。言いたいことが言えると喉が硬くならず、肩コリや首コリも出ないようです。

私がアメリカや香港、ロンドンで現地のお客様をトリートメントしたときも、みなさん、喉や首はやわらかくほぐれていて、肩コリで困っている方もほぼいませんでした。

ただ、そんな海外の方々も、日本で生活をすると、肩コリを発症したり、喉がカチカチにこわばったりすることがあるようです。

こうしたことからも、思ったことを素直に口に出せないと、喉や首、肩に影響が出ることがわかります。

❖心の詰まりをほぐして、喉・首の詰まりもほぐす「心身相関レッスン」

喉・首がカチカチになっている方は、できるだけ毎日、「彫刻リンパ」セラピーのメソッドでやわらかくほぐしましょう。続けると肩コリが解消するだけでなく、声が出やすくなり、ハリも出て豊かな声で話せるようになります。

トリートメントをする際は、言いたいことを飲み込んできた自分を労わる気持ちを持つことも大切です。喉や首をほぐしながら、「言いたいことをずっと飲み込んできたんだね。がんばったね。でも大丈夫、私の言葉を喜んでくれる人もいるからね」と心の中で唱えてあげると効果的です。

さらに、余裕があれば、次のことも併せてやってみましょう。

回 誰にも聞かれないところで、感じたままを大声で叫ぶ

自分の感情を人に話し慣れていない方は、それ以前に、自分の感情を口に出す経験が

不足しています。ですから、まずは感じていることを言葉に出す練習をしましょう。

カラオケボックスなどで歌うのはもちろん、「仕事、休みたーい！」とか、「お給料上げてー！」とか（笑）。

素直な気持ちを口に出すことの楽しさや心地よさを実感しましょう。

◎前もって、自分が言いたいことを練習する

コミュニケーションが苦手な方の場合、「相手を前にすると、言うべきことがパッと飛んで、頭が真っ白になってしまう」ということが少なくありません。ですから、事前に言いたいことを紙に書き出して要点を整理してから、何度か話す練習をしましょう。それだけでスムーズに想いを伝えられるようになります。

また、ネガティブなことを伝えるときは、ポジティブな言い方に変換するように意識してみましょう。

たとえば、「これをされるのがイヤ」と言うのではなく、「こうしてもらえたら、うれしい」と言い換えるなど。言い換えができるようになると、コミュニケーションが一気にラクになり、あなたの味方が増えます。

自分の素直な想いを伝えられるようになると、人との交流が楽しくなり、喉・首のハリやコリもどんどん楽になっていきます。

言いたいことを我慢したり、
遠慮したりしないで。
言葉に出さなきゃ伝わらないよ！

身体をほぐされると、やりたいことが言葉になる「彫刻リンパ」セラピーが人生を変えてくれました

（60代・華道師範）


私は長年、主婦として、夫や子どもに尽くしてきました。

そのことは誇りに思っていますが、「彫刻リンパ」セラピーのサロンを初めて訪れたとき、松原さんに、

「下腹部も首も、おつらかったですね。こうなるのは、長い間、相手を思う優しさゆえに、自分の言いたいことを飲み込んで、やりたいことをガマンしてきたからだと思います。自分のために何かされてもいいかもしれませんね」

と言われました。

自分の身体にそんなことが刻まれているなんて驚きましたし、それを見抜いた松原さんって何者!? と思いました。

さらに松原さんは、

「せっかくですから、ご自分を表現するということをぜひ大事にしてください。表現するのが難しければ……たとえば、ストレスを発散できる趣味や、今までやりたいと思っていたけれどできなかったことはありますか？」

とおっしゃいました。

トリートメントを受けながら、気づけば私は「実は……お華の先生がしたかったの」と、これまで誰にも言ったことがないことを口にしていました。

すると、松原さんは「私、華道の先生でしたらご紹介できますよ！」と言って、本当に華道の先生を紹介してくださったのです。

実際に華道を始めると、もともと興味があることだったのでとても楽しく、気づけば講師の資格を取得していました。

さらに、自宅で教室もスタート。今では生徒さんたちもたくさんいらしてくれて、狭かった世界が一気に広がった感じです。

これも、自分のやりたいことを言葉にできるように松原さんが手伝ってくださったから。

人生を変えてくれた「彫刻リンパ」セラピーに大感謝です！

Step 6

眉間まわり

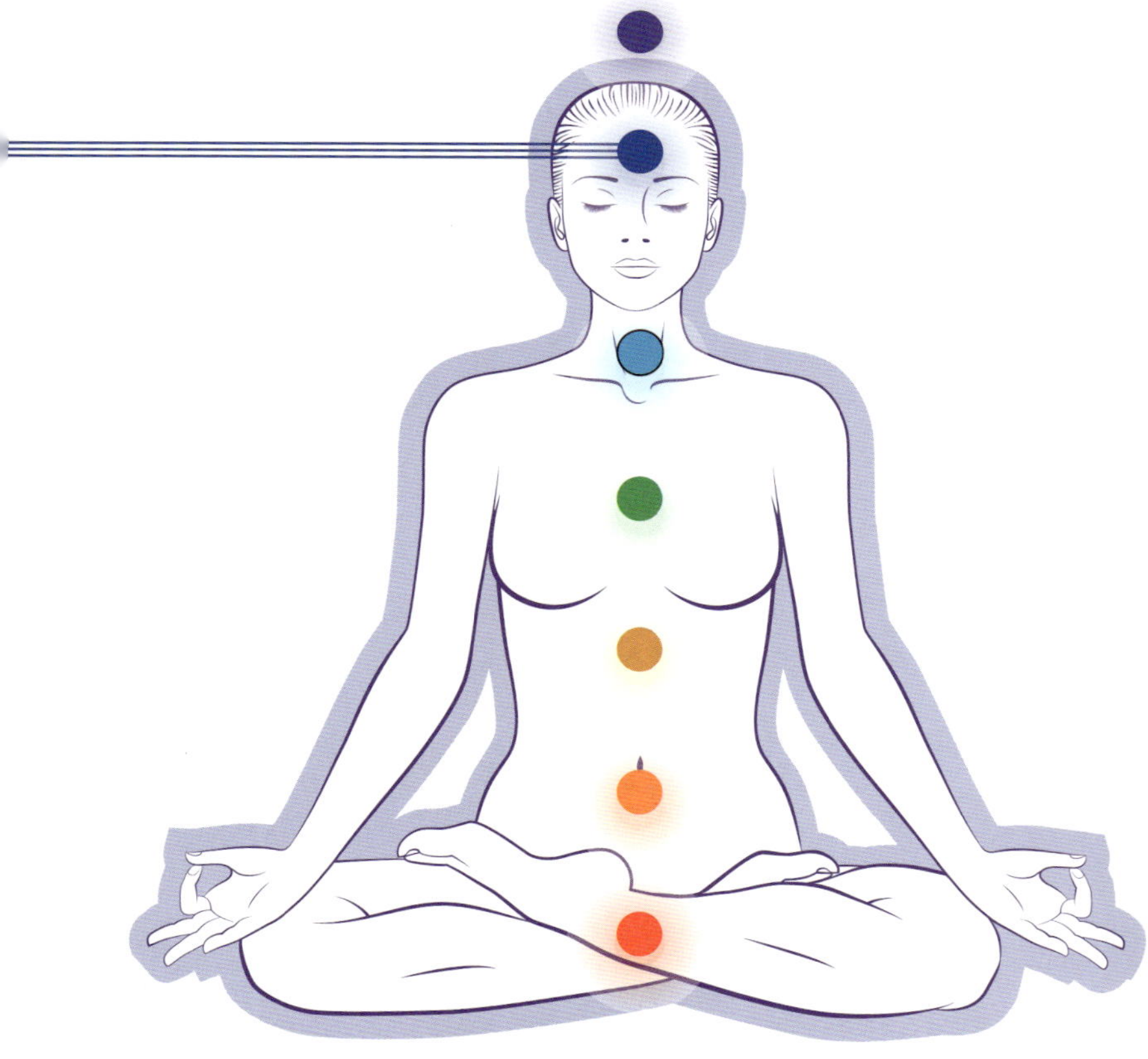

6th.
「サードアイ・チャクラ」
(Third eye chakra)

全身の感覚とつながる眉間は、「直感力」の象徴

すべてを見通す「第三の目」があるとされる眉間は、直感力の源です。ここをほぐすと、視界がクリアになり、ものごとの本質を見抜けるように。また、視野が広くなり、パフォーマンスもアップします。

【関連するボディパーツ】
目／鼻／耳／口／脳／
全身の神経など

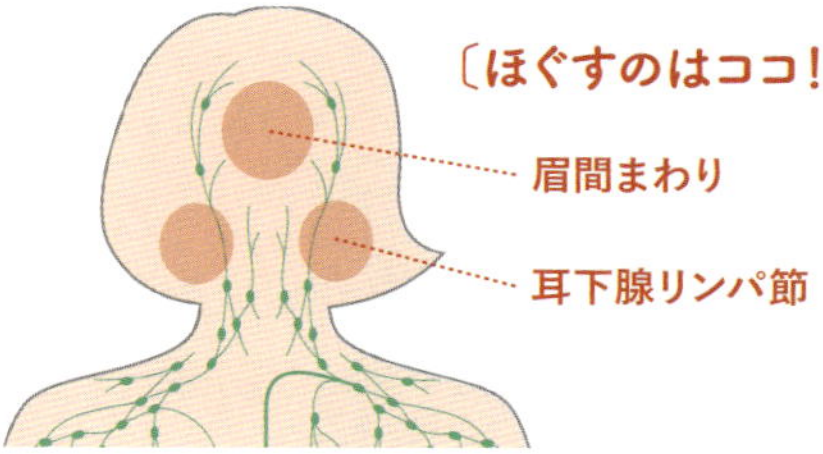

疲れ目解消、直感力もUP！

眉間まわりのトリートメント

ガチガチな目のまわりをほぐすと、視界がクリアに。
集中力アップ。目元もスッキリ！

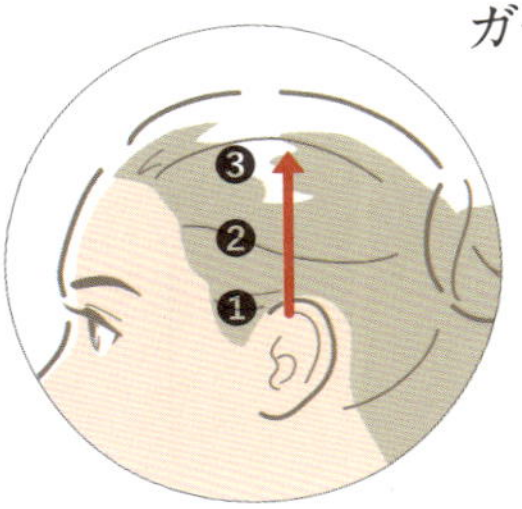

▲こめかみに当てた手根を❶～❸の順にずらしながら。

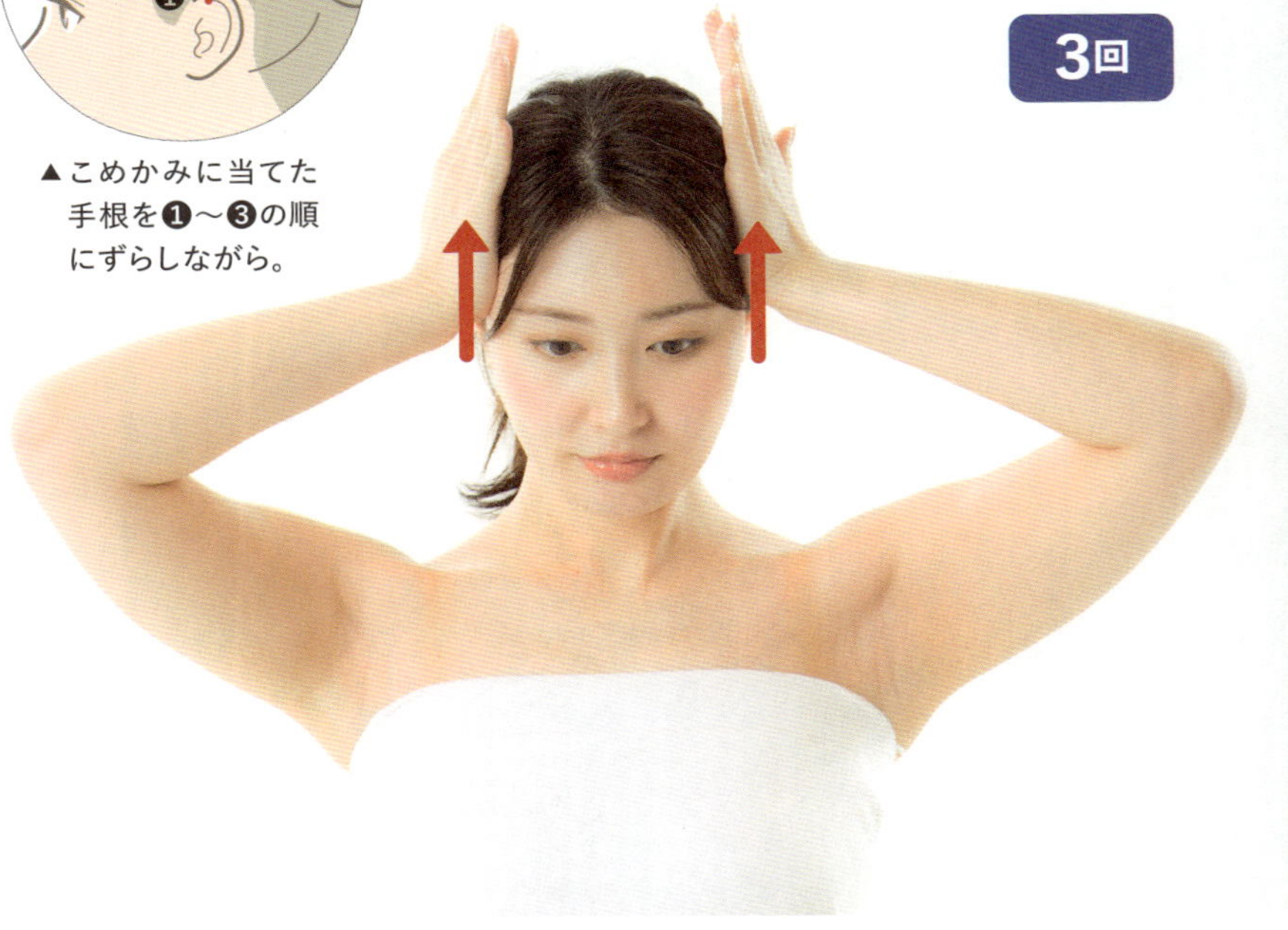

3回

① 手根で、こめかみを引き上げながらグルグル回す

こめかみに手根を押し当て、ゆっくり引き上げながら回す。１周回すたびに手根を少しずつ引き上げ、計３回ほど繰り返す。

◀動画で CHECK！

3回

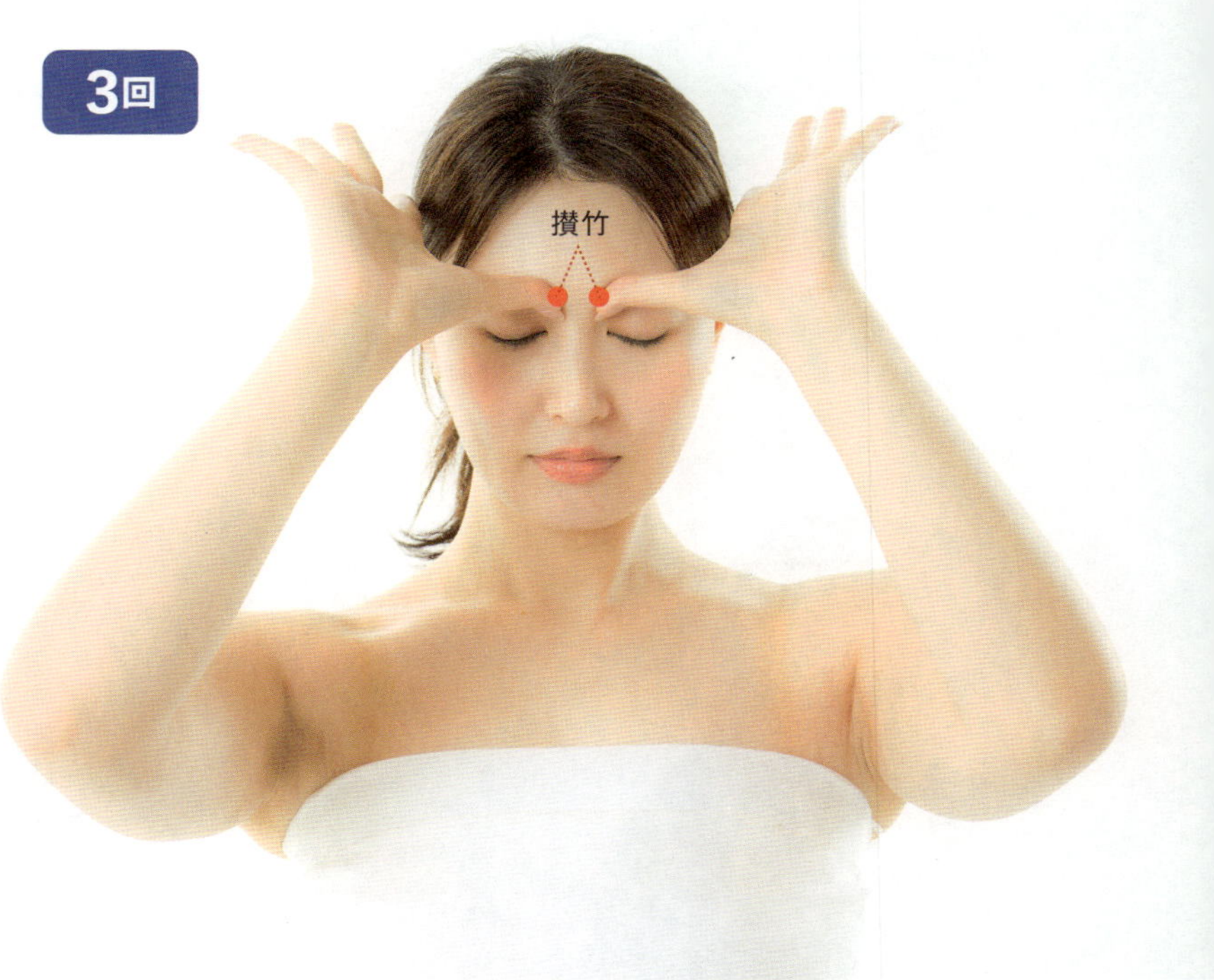

②「攅竹《さんちく》」を親指でプッシュ

目頭の上、眉の生え際の位置にある疲れ目に効くツボ「攅竹」に親指を当て、息を吐きながら３秒間ずつ、３回押す。

(1) を 10 回
(2) を 10 回
(3) を 1 回

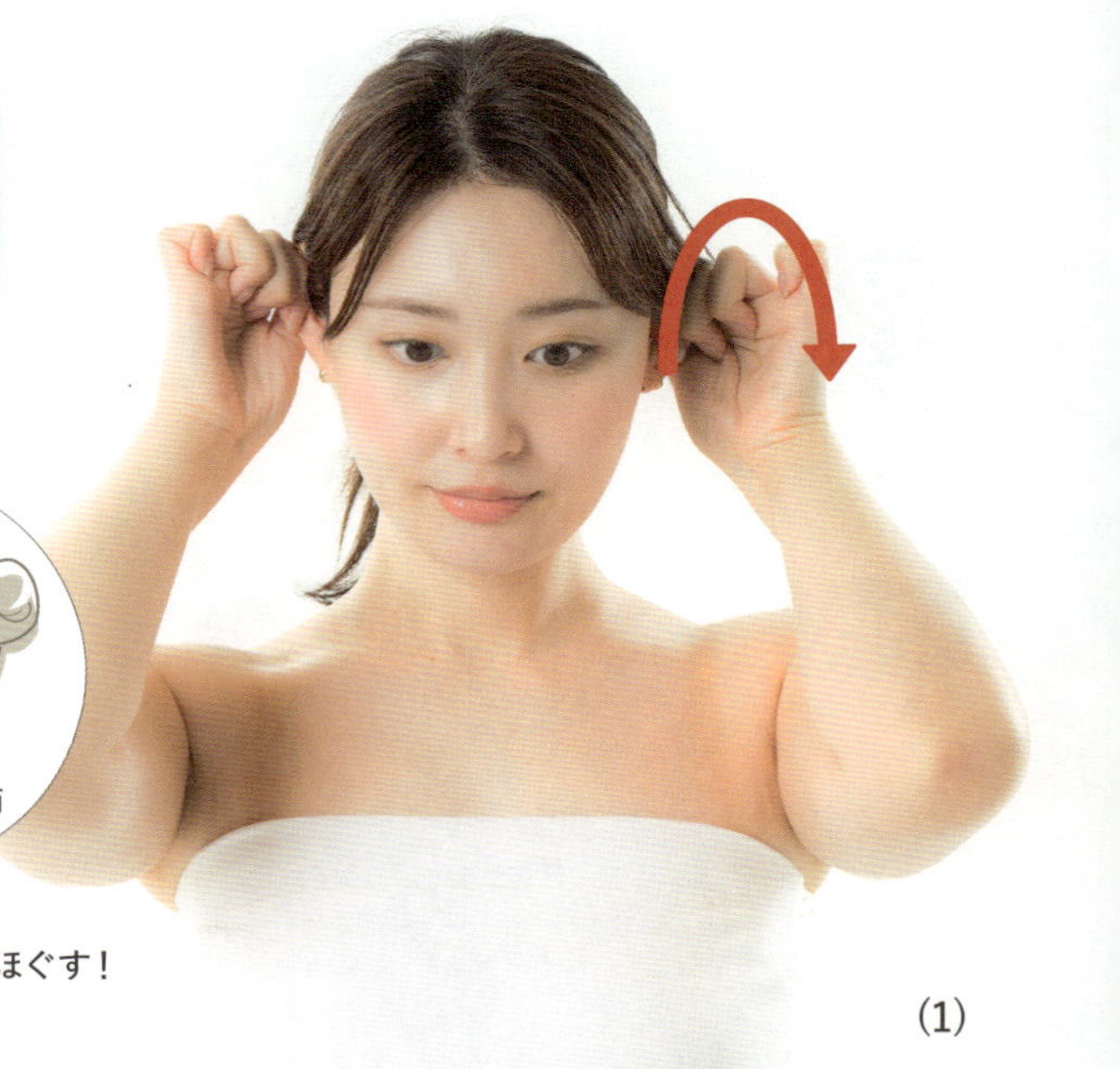

(1)

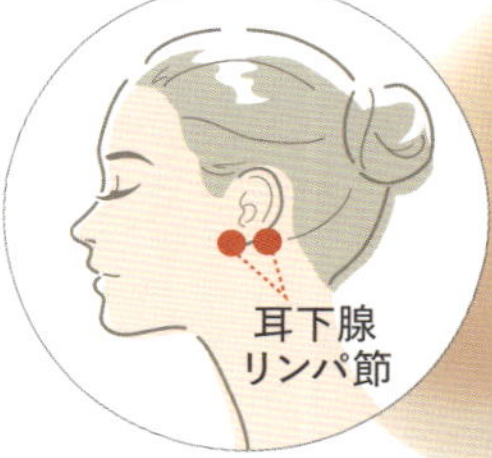

▲耳を回して、
耳下腺リンパをほぐす！

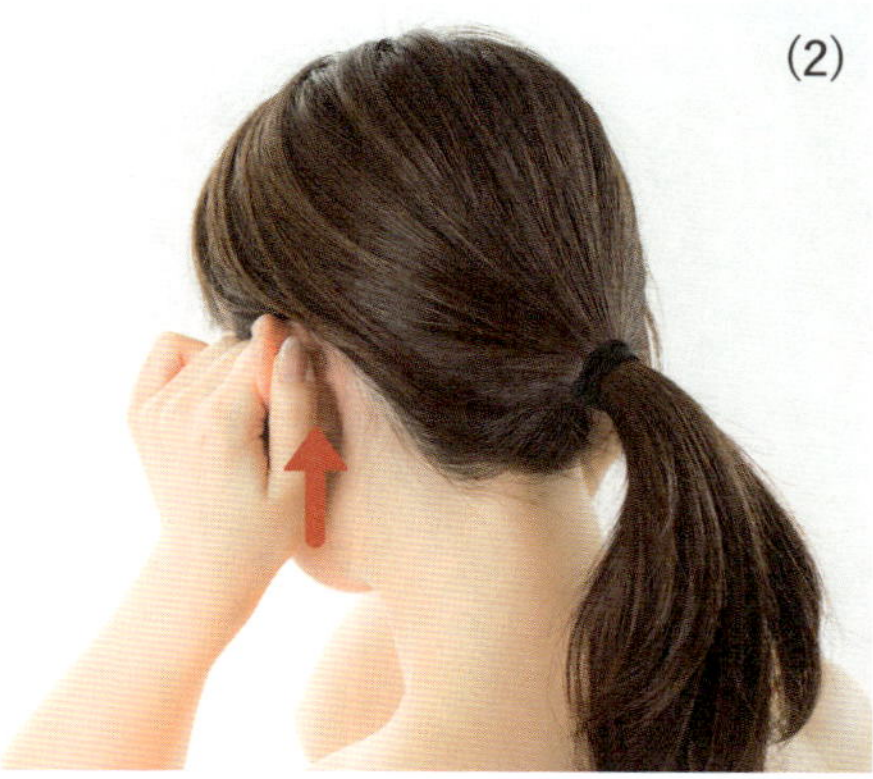

(2)

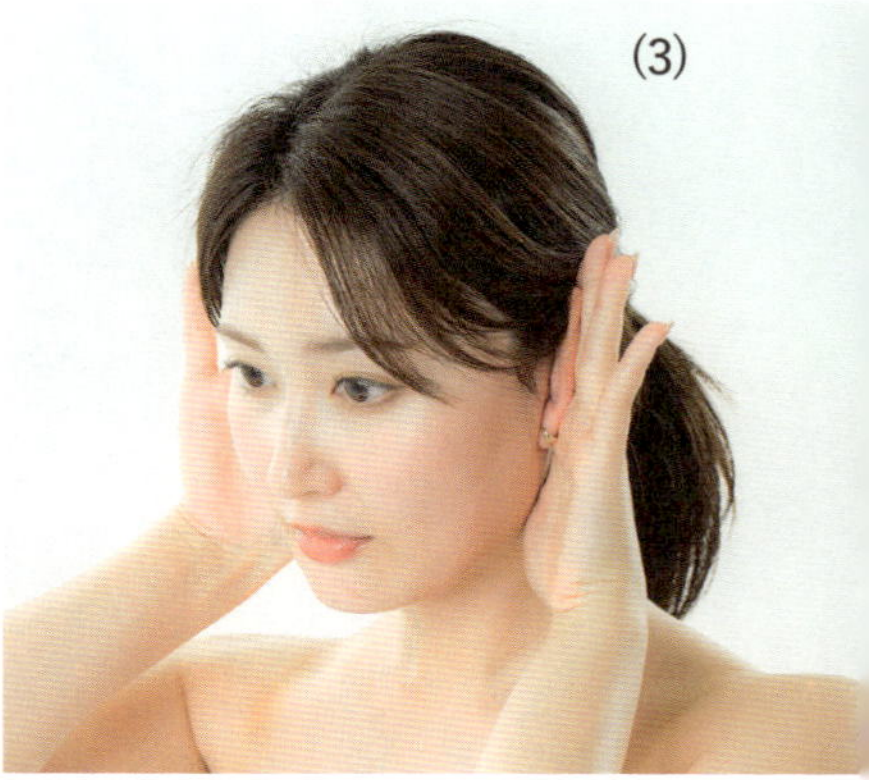

(3)

③ 耳をつまんで回し、折り畳む

⑴ 耳の外側を引っ張りながらクルクル回す。回すときは、1周ごとに掴む位置を徐々に上へずらしながら10回程度回す。
⑵ 親指で、耳の付け根の裏側をめくり上げる。
⑶ 耳の後ろに手のひらを当て、ゆっくり耳を折り畳んでから、手を放す。

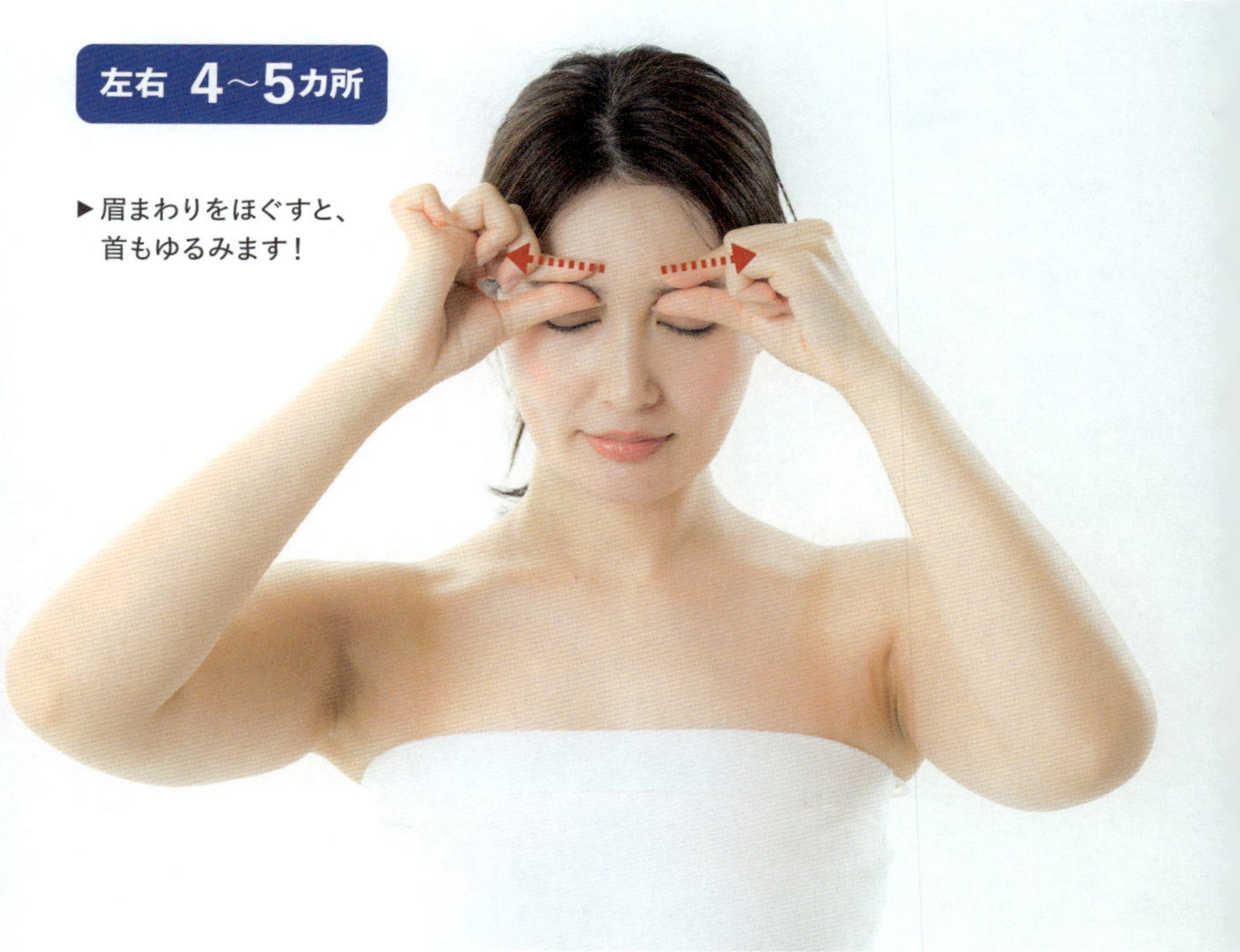
左右 4～5カ所
▶眉まわりをほぐすと、
首もゆるみます！

④ 眉をつまんで、揉みほぐす

親指と人差し指で、眉を挟んでグッとつまむ。つまむ場所を目頭から眉尻に向かってスライドさせ、 4～5カ所つまむ。

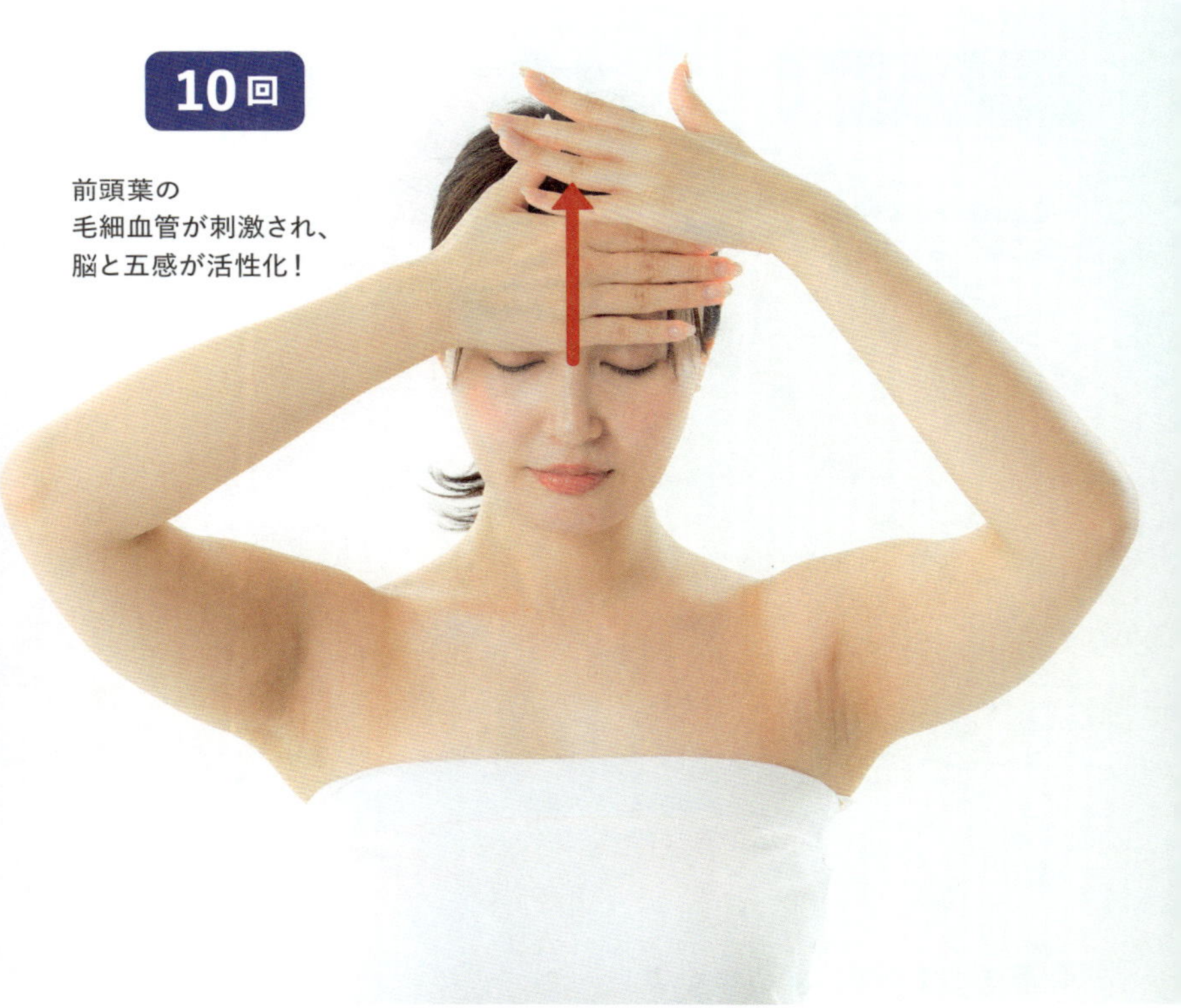
10回
前頭葉の
毛細血管が刺激され、
脳と五感が活性化！

⑤ 額を下から上へ撫で上げる

両手の手のひらを交互に額に当て、皮膚を動かさない程度の強さで、眉間からおでこに向かって撫で上げる。10 回ほど繰り返しましょう。

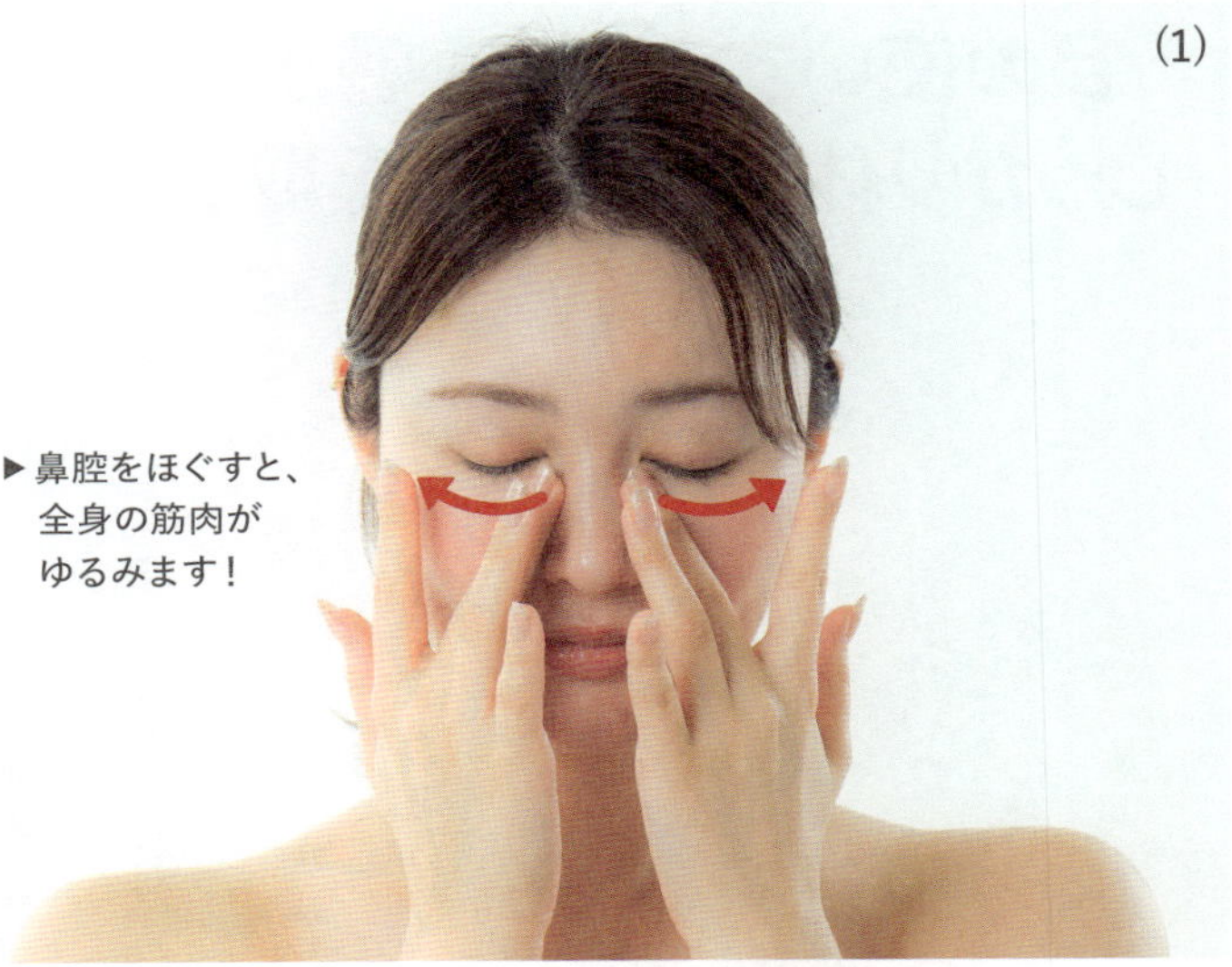
(1)
▶鼻腔をほぐすと、
全身の筋肉が
ゆるみます！

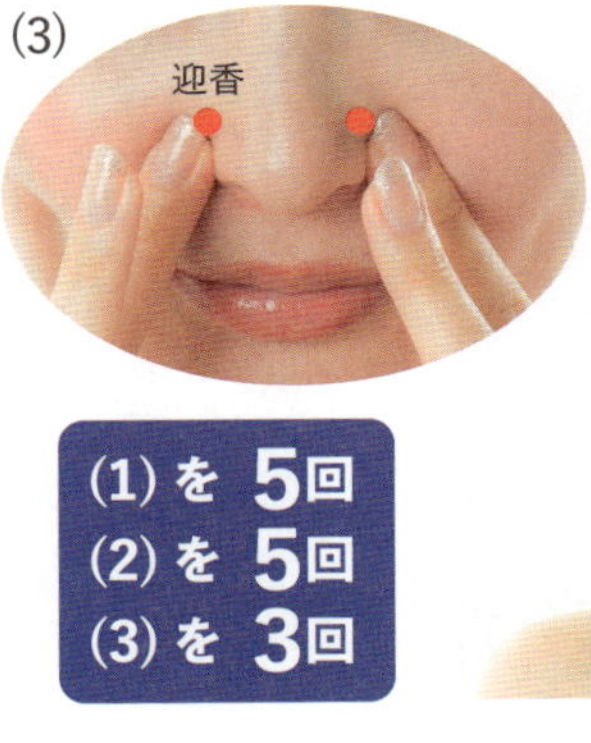
(3)
迎香

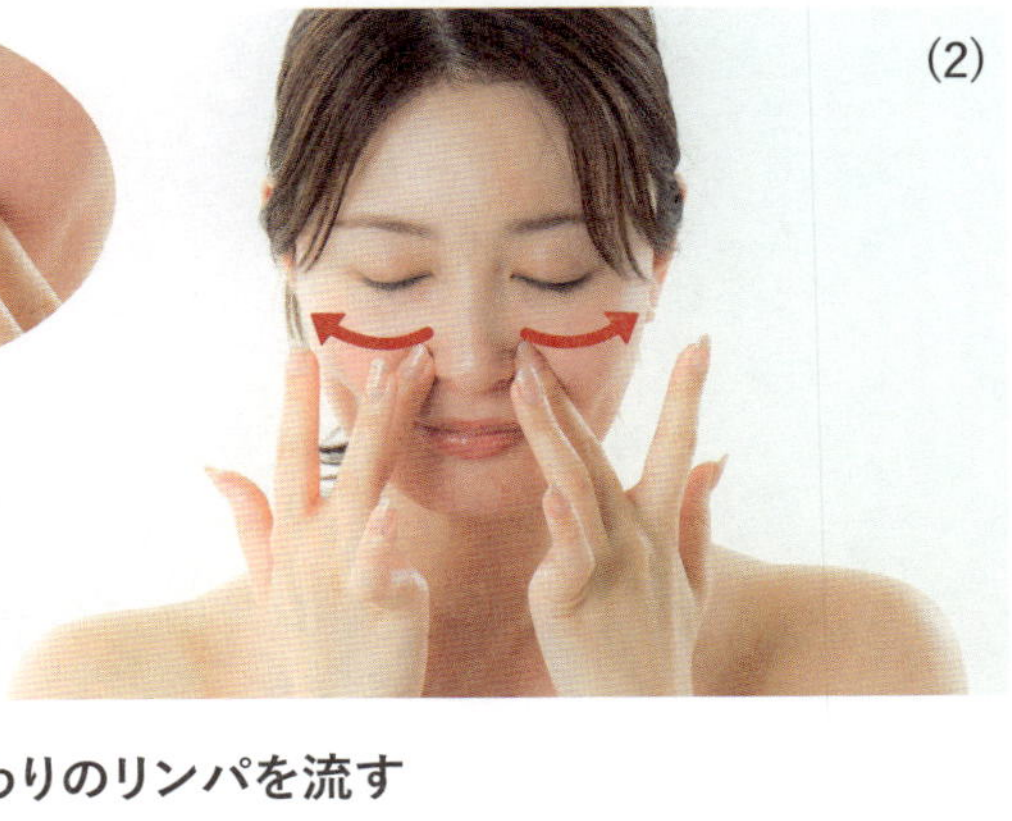
(2)

(1) を 5回
(2) を 5回
(3) を 3回

⑥ 目元・鼻腔まわりのリンパを流す

⑴ 目元から目じりに向けて、中指の腹でやや圧をかけながら刺激する。
⑵ 小鼻のやや上から頬に向けて中指の腹で刺激する。
⑶ 小鼻にある、鼻づまりに効果的なツボ「迎香」を中指の腹でプッシュ。押すときはゆっくり息を吐きながら。

眉間まわりのハリやコリからわかること

目の使いすぎで、直感が鈍りがち しっかり休み、第六感を取り戻して

「直感力」「ひらめき」が宿る眉間

東洋思想では、「第三の目」は「あらゆるものを見通す目」として知られています。第三の目があるとされるのが、眉間の少し上。ここに位置するのが、第6チャクラの「サードアイ(Third eye)・チャクラ」です。

サードアイ・チャクラがある眉間まわりがやわらかくほぐれると、ものごとの本質を見抜く「直感力」を得やすくなります。

この直感力が、いわゆるシックスセンスです。このシックスセンスでものごとの本質を見抜き、確かな選択ができるようにもなります。これは、自分の望む人生につながる道を正確に選べるようになるということです。

また、眉間まわりをほぐすと、アイデアや閃き、インスピレーションがあふれてくる傾向があります。

私のサロンにいらしたある作家さんは「彫刻リンパ」セラピーで眉間まわりをほぐした翌日に、「すごい、今朝はアイデアがあふれて止まらない！」とわざわざご連絡をくださいました。それくらい、眉間まわりは創造性に直結するのです。

ここのリンパの詰まりをほぐして流してあげることで、眉間まわりはもちろん、全身のエネルギーの流れも改善します。つまり、最小限のケアで、最大限の力を発揮できるようになる場所が、眉間まわりなのです。

眉間まわりのリンパが詰まると、「第六感」が使えない

けれど、眉間まわりのリンパが詰まってしまうと、全身のエネルギーの流れが滞るせいか、不思議と全身の感覚が鈍くなり、直感が鈍るようです。

動物は本来、全身の感覚を使ってものごとを直感的に判断します。

たとえば、鋭い嗅覚で仲間の病気に気づいたり、湿度の変化を肌で感じて天気の変更に気づいたり。いわゆる「五感」が研ぎ澄まされている状態だから、「第六感（シックスセンス）」が得られます。この第六感こそ、直感、閃き、インスピレーションです。

だとすれば、「最近、なんだか行き詰まっている」「勘が冴えない」「インスピレーションが湧かない」という方は、眉間まわりがカチカチになっている可能性があります。

目の使いすぎで、判断力が鈍ることも

眉間まわりのリンパが詰まる原因は、主に「目の使いすぎ」です。

人間は情報の8割を視覚から得ていると言われます。ですから、もともと視覚に頼りすぎる傾向があるものの、近年はスマホの長時間閲覧で、これまで以上に目を酷使するようになっています。

もしかすると、勘が働かなかったり、インスピレーションが湧きづらかったりするのは、スマホの見すぎで目を酷使しているせいかもしれません。

さらに、「最近、間違った判断をしがちかも」という方も、目の使いすぎで眉間まわりのリンパが詰まっているのかもしれません。

というのも、目のまわりのリンパがカチカチになると、視野が狭くなることがあります。狭くなった視野のせいで、偏った情報しか得られずに、間違った判断をしがちにな

る方も多いのです。

こうした状態を放置して、眉間まわりのリンパがカチカチに詰まったままでいると、視覚障害が出るだけでなく、さまざまな全身症状が出てきます。

実は、目の使いすぎによる「眼精疲労」は、倦怠感などの全身症状を引き起こす原因のひとつ。

眼球のピントを調整する毛様体筋が自律神経とつながっているため、目を使いすぎると自律神経のバランスが乱れて、だるさの他にも、頭痛、肩コリ、吐き気などの不快な症状が表れるのです。

さらに、目の近くにある耳・鼻などにも何かしらの障害が出ることもあります。意外かもしれませんが、耳や鼻の異常は、目から来ていることもあるのです。

さらに状態がひどくなると、脳神経障害が出ることもあります。

❖心の詰まりをほぐして、眉間まわりの詰まりもほぐす「心身相関レッスン」

眉間まわりがカチカチになっている方は、できるだけ毎日、「彫刻リンパ」セラピーのメソッドでやわらかくほぐしましょう。眉間まわりがほぐれてくると、視界がクリアになり、五感が鋭くなり、さらに直感が冴えてきます。

また、トリートメントをするときは、全身の感覚に意識を向けるために、「この身体に備わったすべての感覚が、私を助けてくれている。ありがとう。そのことを忘れていて、ごめんね。今日からまた、よろしくね」と心の中で言ってあげてください。

自分の身体に備わった感覚は、痛みさえも、あなたの味方です。そのことを思い出しさえすれば、もっとラクに、自分が望む人生を生きられるようになります。

また、眉間まわりをほぐすと、お顔の肌ツヤがよくなって透明感も出てきます。

さらに、余裕があれば、次のことも併せてやってみましょう。

◎偏った考え方で人を責めず、許し、感謝する

視野が狭くなっている方ほど、自分の考え方に固執してしまいがちに。そんなときは「自分は視野が狭まっているのかも?」と意識するようにしましょう。

それだけで、自分の思い込みの強さに気づくこともあれば、相手のよさが見えてくることもあります。

そのことに気づかせてくれた相手を許し、感謝できればベスト。

さらに、つい狭量になってしまった自分のことも、愛をもって許しましょう。

自分を責めず、許すことができれば、全身の感覚を感じる素直な力が戻ってきます。

◎五感から自分の限界を認識して、疲れたらしっかり休む

忙しいときは、心身の限界を超えていることに気づかずに働き続けてしまうことが多々あります。

そうならないように、疲れを訴える心身の声に耳を澄まして、オーバーワークになる前に休みましょう。

休むことで冴えた直感が戻ってきます。

休むために、自然が豊かな場所でリトリートするのもオススメです。特に、人様の身体に触れるセラピストは、そうした場所で自身を浄化させましょう。

ちなみに、フランスの哲学者ジャン＝ポール・サルトルが残した言葉に、こんなものがあります。

〝Life is C between B and D〟

「人生はB（Birth＝誕生）とD（Death＝死）の間の、C（Choice＝選択）で決まる」

C（Choice＝選択）を助けてくれるのが、優れた「直感力」です。
生まれてから死ぬまで、生きている間はすべてチョイスの連続です。
眉間まわりをほぐし、五感だけでなく第六感も磨いて、秀でた選択力と人生を手に入れましょう！

人生はチョイスの連続！
直感を信じて、最高のパフォーマンスで生きよう！

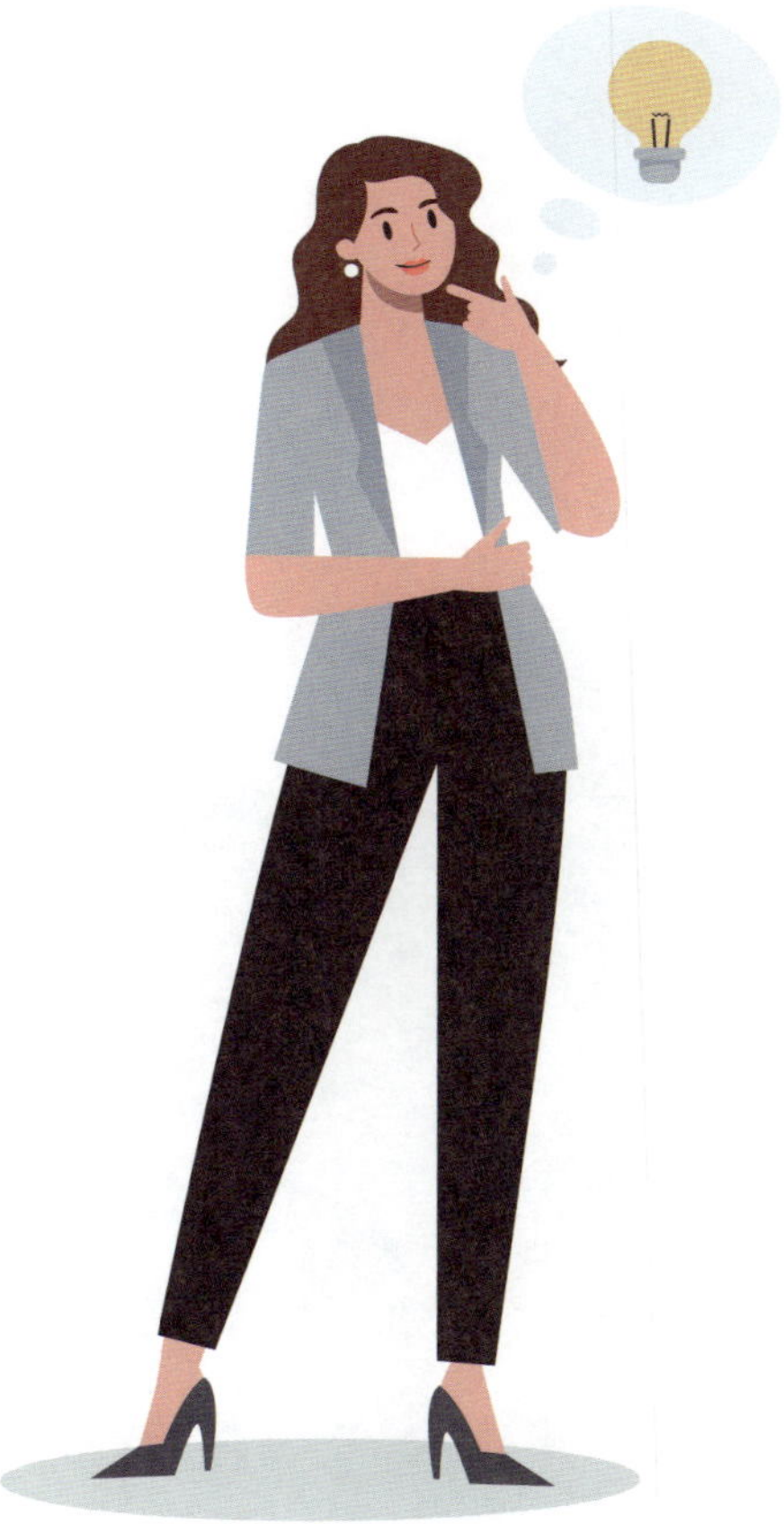

世の中の経営者は、「彫刻リンパ」セラピーを全員受けるべき。集中力が増して、猛スピードで仕事が進みます！

（上野啓樹／経営者・作家）

ミス・ユニバースジャパンのコンディション指導や、ダイエットアカデミーの経営をしている私は、仕事柄、世界中のホテルのスパやサロンで、マッサージやトリートメントを数多く受けてきました。

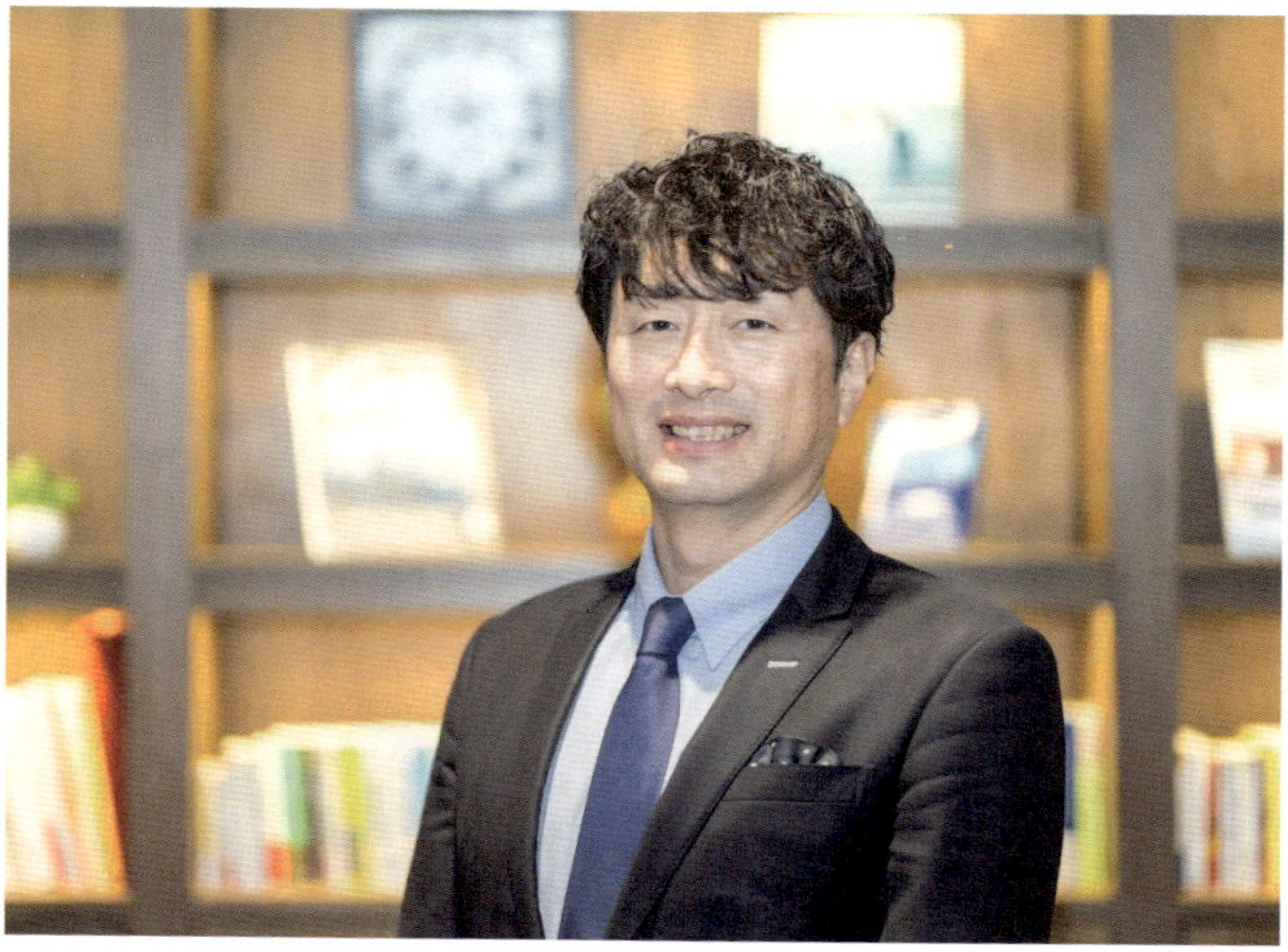

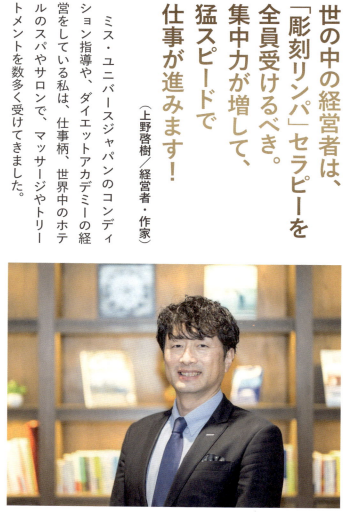

けれど、「彫刻リンパ」セラピーはまったくの別物！

身体だけでなく、顔、目のまわり、鼻のまわり、口のまわり、頭皮などを、ここまでしっかり揉みほぐされたのは、初めての経験でした。

何より驚いたのは、その効果です。

私は行きの電車の中でも、帰りの電車の中でも、同じように仕事をしていたのですが……。

「彫刻リンパ」セラピーを受けたあとは、自分でもビックリするくらいサクサクと仕事が進み、行きのときとは比べ物にならないスピードであっという間に終わってしまったのです！

集中力がハンパなく高まっていました。

あまりの効果に、「世の中の経営者は全員、これを受けないとマズイ！」と、自分の著書（『ハイパフォーマー思考』ＫＫベストセラーズ）で、「彫刻リンパ」セラピーを紹介させていただいたこともあります。自分の講演で男性経営者にオススメしたこともあります。

とにかく、一度受けてみてほしい！

この効果を実感してもらいたいですね。

Step 7

頭頂部

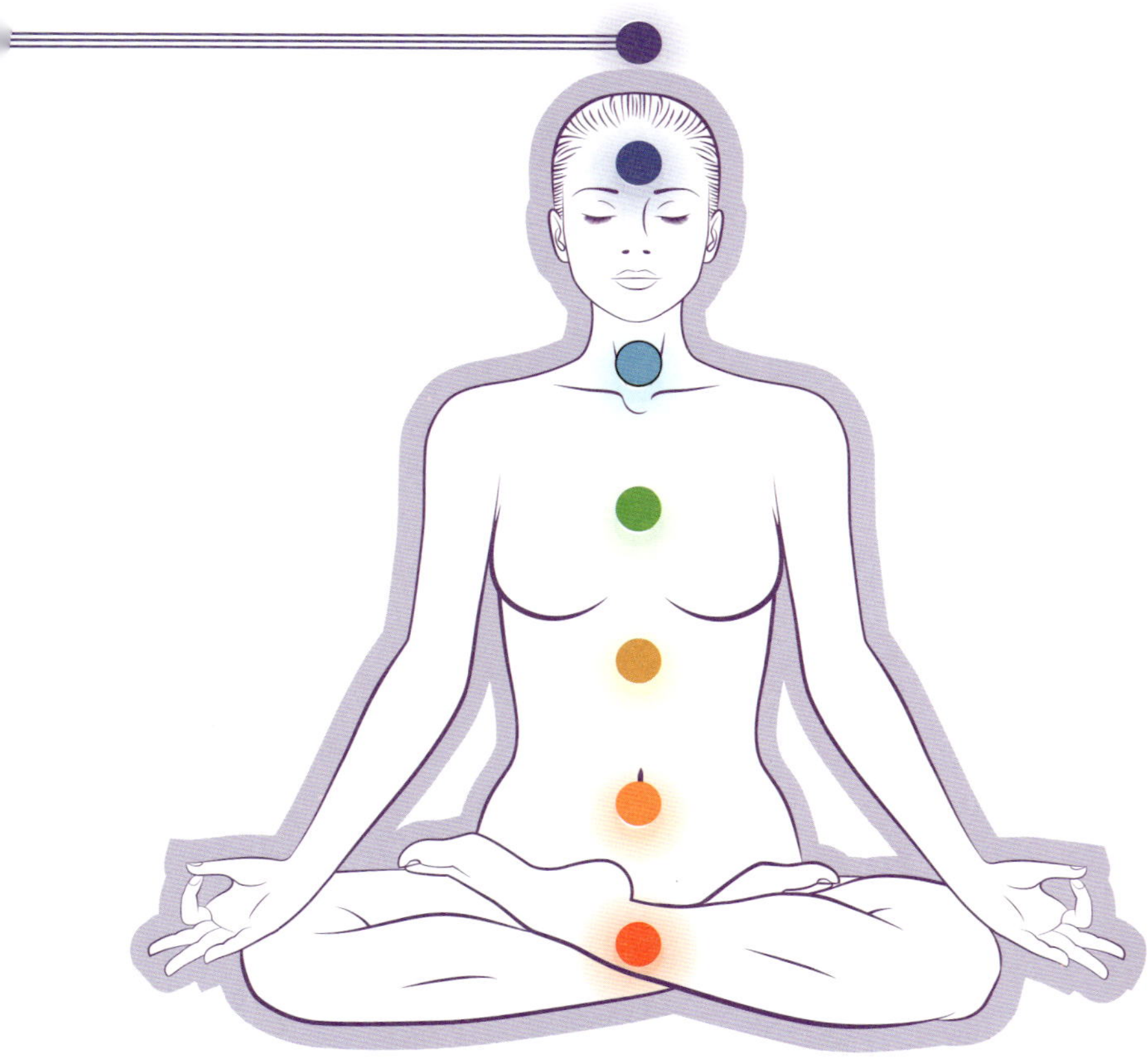

7th.
「クラウン・チャクラ」
(Crown chakra)

天に近い頭頂部は、
「高次元とのつながり」の象徴

私たちの頭頂部には、目に見えないものを感じ取るアンテナが備わっています。ここがほぐれると、天の導きを得て、自らの使命に出合えるように。さらに、フェイスリフト効果、白髪予防効果も!

【関連するボディパーツ】
頭皮/脳/皮膚/毛髪など

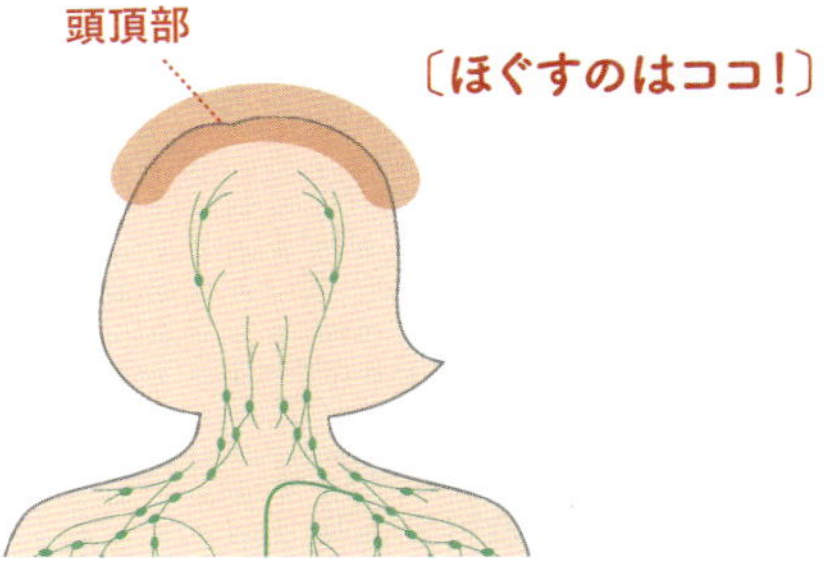

頭皮をゆるめて、脳の感度をアップ！

頭頂部トリートメント

頭蓋骨を覆う頭皮をゆるめると、
脳力が上がって、フェイスラインもアップ！

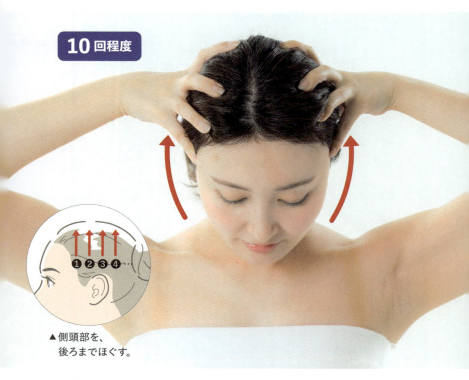

10 回程度

▲側頭部を、
後ろまでほぐす。

① 側頭部・後頭部の頭皮を引き上げ、帽状腱膜をゆるめる

５本の指を使い指先を開いて側頭部に置き、指の腹にグッと力を入れて、頭皮をやや上へ引き上げる。指の位置を後頭部側へ少しずつ移動させながら、10回程度、同様に行う。

◀動画で CHECK！

ポイントは「帽状腱膜《ぼうじょうけんまく》」をゆるめること！

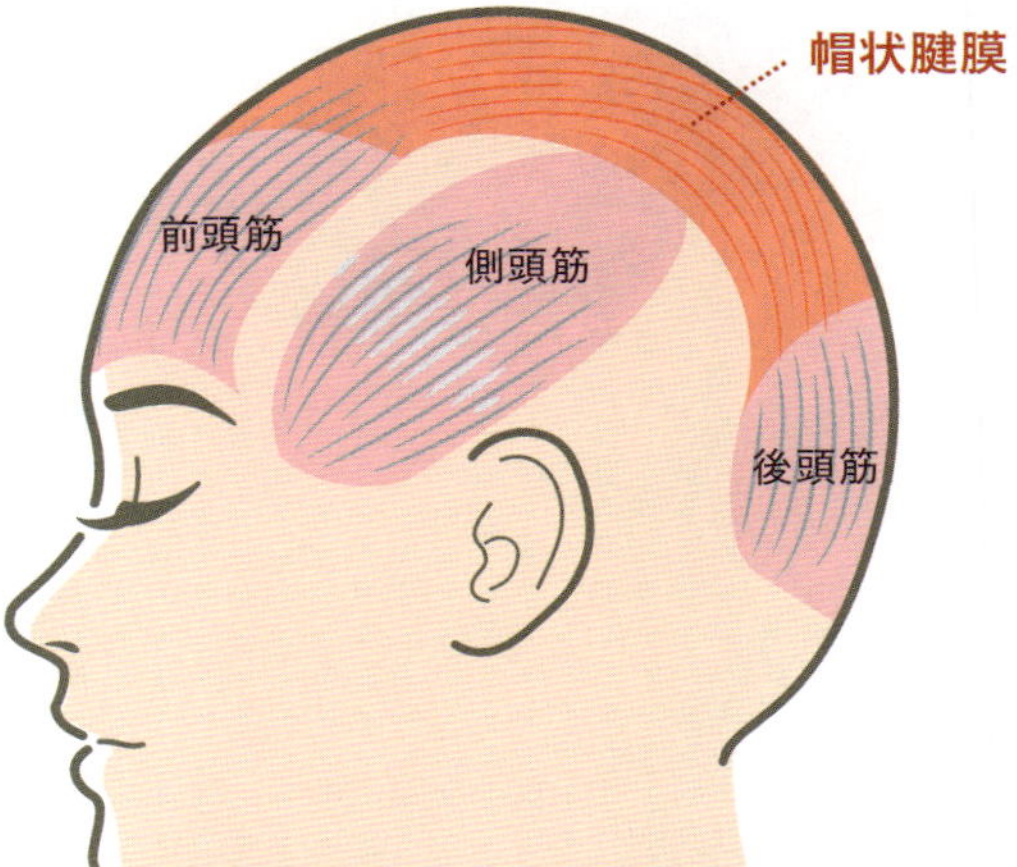

「帽状腱膜」には、表情筋の「前頭筋」、あごにつながる「側頭筋」、目を動かす「後頭筋」がぶら下がっています。加齢などで帽状腱膜が伸びると、こうした筋肉も垂れ下がり、顔にたるみやシワが発生。

頭皮の上から、この「帽状腱膜」を動かして、リンパの流れをよくすることで、お顔のリフトアップ効果や、抜け毛・白髪予防効果も期待できます。

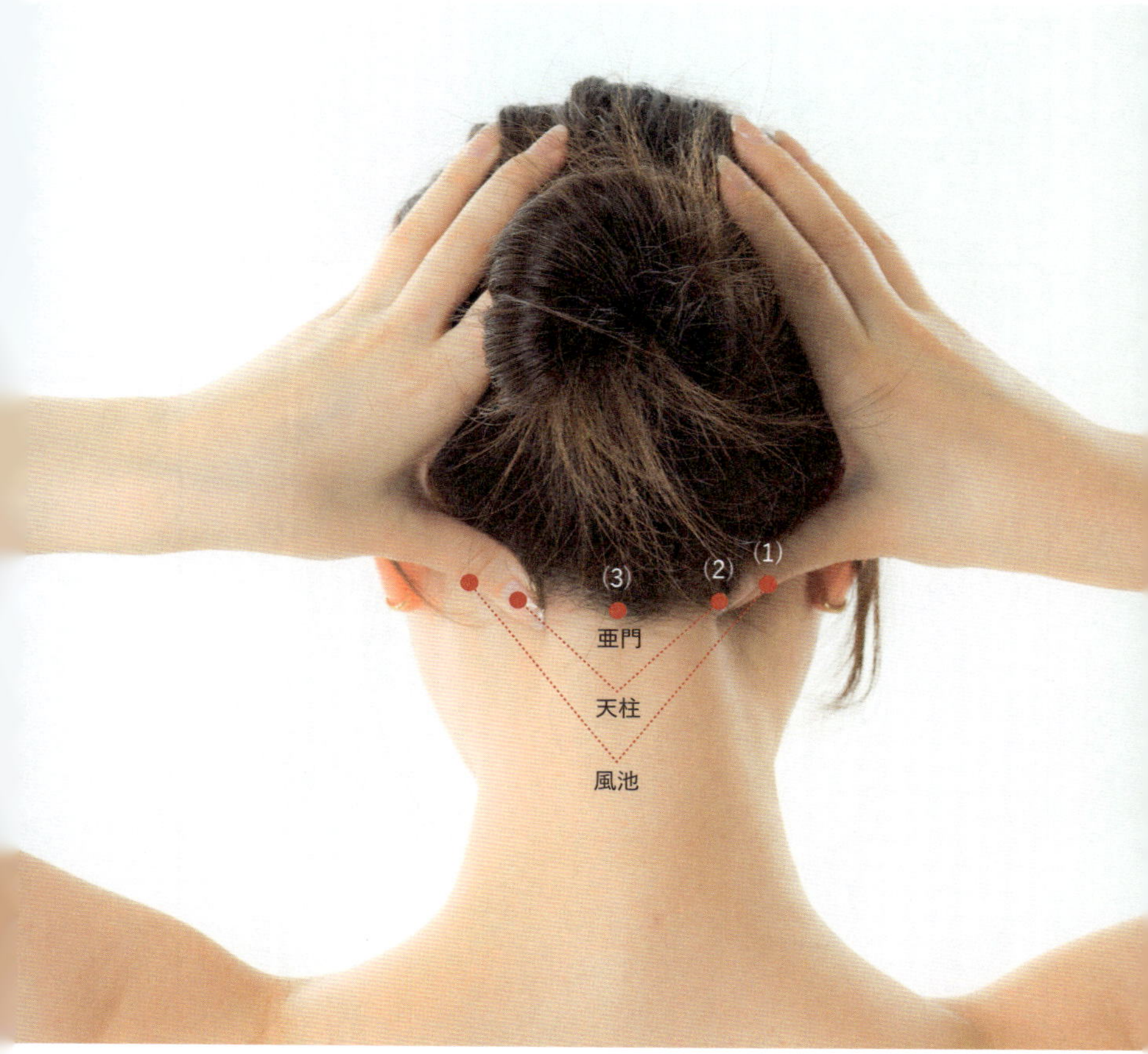

② 血行のツボ「風池《ふうち》」「天柱《てんちゅう》」「亜門《あもん》」をプッシュ

(1) えりあしにある頭蓋骨のふちに沿って親指を首側へ動かし、骨の凹《へこ》みを感じるところが「風池」。(2)「風池」から頭蓋骨のへりに沿って親指を首側へ1cmほど動かし、筋肉の盛り上がりを感じるところが「天柱」。(3) さらに親指を首側へ動かし、指がぶつかるあたりにある凹みが「亜門」。(1)(2)(3) の順に、親指をツボに当て息を吐きながらゆっくりプッシュ。

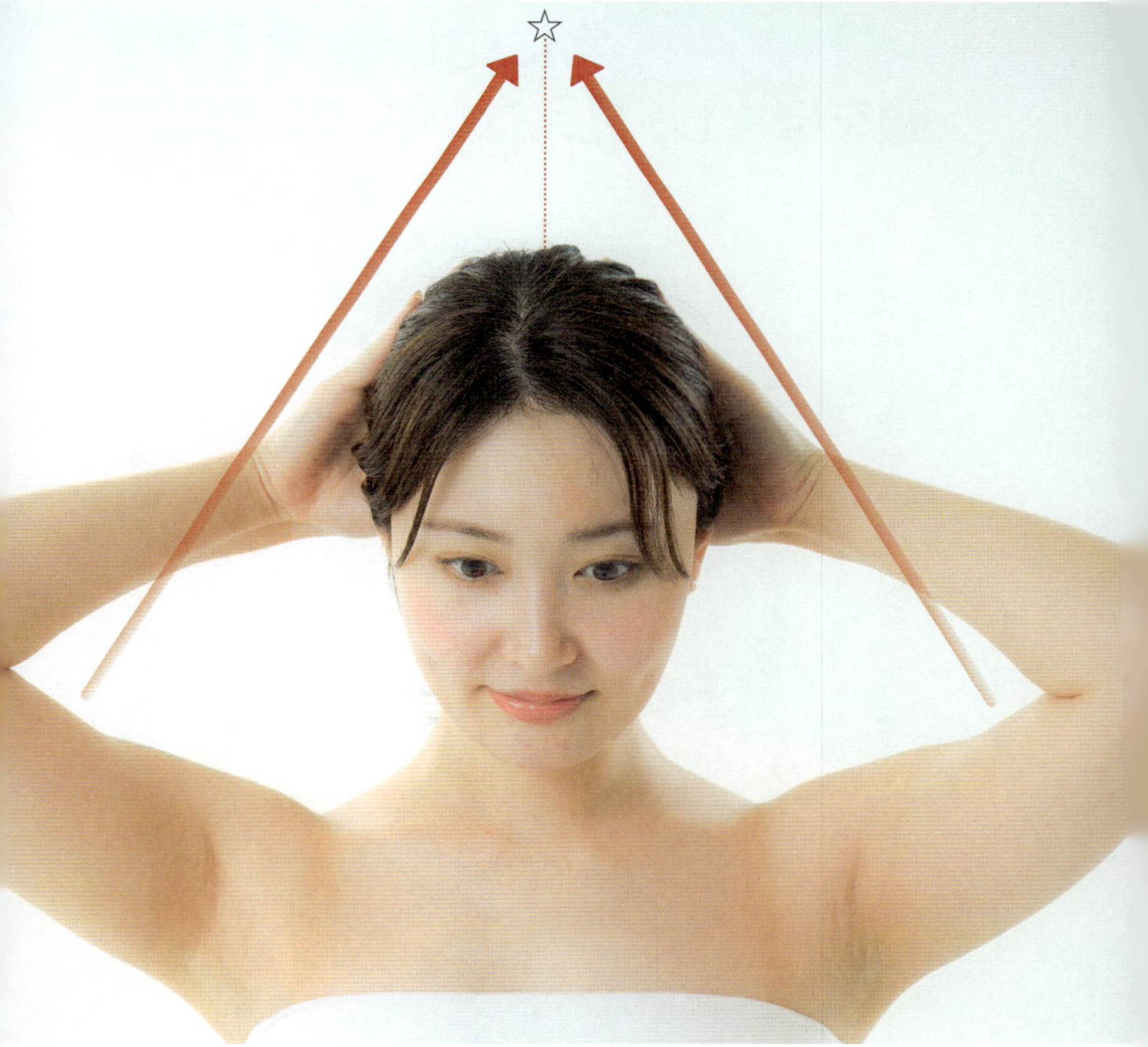

③ 押し上げた指先を、頭部から天へ抜く

そのまま両手を頭頂部へ向けて邪気を抜くようなイメージで両手を天井へ伸ばす。頭頂部の延長線上（☆印）で両手の指先を合わせて終了。

頭部のハリやコリからわかること

常に忙しく、考えすぎ
頭をほぐし、見えないものを感じて

頭頂部を解放すると、才能が開花！

「彫刻リンパ」セラピーの最終ゴールは頭頂部。ここには第7チャクラの「クラウン・チャクラ」があります。クラウン（Crown）は「王冠」です。

身体の中でもっとも天に近いこのチャクラは、「高次元とのつながり」の象徴です。そのため、ここのエネルギーバランスが整うと、スピリチュアルな意識が目覚めて、自らの使命を生きられるようになります。どういうことかというと、「大いなる何かに愛されている。導かれている」という感覚が強くなり、落ち着きのある、あたたかな人格を保てるようになるのです。

また、大いなるものの導きで、自分の使命に出合い、自らの才能を世の中のために役立てたいと思うようにもなります。

めざすのは、素直な自分を活かした、他者貢献

この第7チャクラは、頭部がしっかりほぐれているだけでなく、第1~6のチャクラのエネルギーバランスがすべて整うことで目覚めます。つまり、第1チャクラが生み出す「生命力」、第2チャクラの「感情」、第3チャクラの「個性」、第4チャクラの「愛」、第5チャクラの「自己表現力」、第6チャクラの「直感力」が、すべて得られた上で目覚めるのです。ここまでくると、自分の使命に出合い、自らの才能で世の中に貢献することができるようになります。

そしてここが、私たち人間が向かっていくゴールなのではないか、と思っています。

私のサロンのお客様には経営者や芸能人の方が多いのですが、そうした方々が社会貢献や寄付を率先してなさるのは、この第7チャクラが整いつつあるからだと思います。そうした方に対しては、尊敬しかありません。愛であふれておられるのです。

頭皮をつまんでみましょう

親指と人差し指で頭頂部の皮膚を挟んで、ほんの少しつまめる程度のやわらかさがあ

れば、頭部のチャクラのエネルギーバランスが整っている証拠です。

ただ、ほとんどの方は、頭皮が頭蓋骨に張り付いたようになっていて、つまめないと思います。これは、頭皮の下の、頭蓋骨を覆っている「帽状腱膜」という組織のリンパが詰まってカチカチになっているからです。

カチカチになる原因は、「あれもしなきゃ、これもしなきゃ」と常に忙しく思考しているせい。頭を使いすぎて脳がオーバーワーク気味で、緊張状態を司る交感神経が常にONになっているからです。こうなると、眠っていても神経が休まりません。ですから、日ごろからしっかりトリートメントを行い、頭部をほぐしておくことが重要になります。

「彫刻リンパ」セラピーで、7・8ヘルツのスローアルファ波が！

頭部がしっかりほぐれていると、パフォーマンスが上がるだけでなく、幸福感に包まれることもわかりました。脳のアルファ派研究の第一人者である志賀一雅先生は、かつて松下電器産業（現パナソニック）の研究室にいらした頃、「パフォーマンスが高い人ほど、脳のアルファ波が強い」ということを突き止めました。

中でも、スローアルファ波と呼ばれる7・8ヘルツの脳波が強いと、「世界が明るく感じられるようになる」「幸せを感じやすくなる」「よく眠れる」「疲れが取れる」「ヤル気が出る」「頭が冴える」「クリエイティブ思考が強まる」「慢性痛などの不調が改善する」「治癒力が高まる」といった幸せな状態が見られるんだとか。

実は以前、志賀先生に、「彫脳ヘッドセラピー」の体験者の脳波を計測していただいたことがあります（「彫脳ヘッドセラピー」とは、「彫刻リンパ」セラピーの一種で、頭部を中心にトリートメントするメソッドです）。すると、トリートメント直後に、7.8ヘルツのスローアルファ波が計測されたのです！

ちなみに、7.8ヘルツのスローアルファ波は、生後1カ月の赤ちゃんが喜んでいるときに強く出る脳波でもあるそうです。

❖心の詰まりをほぐして、頭頂部の詰まりもほぐす「心身相関レッスン」

頭部がカチカチになっている方は、できるだけ毎日、「彫刻リンパ」セラピーのメソッドでやわらかくほぐしましょう。

余裕があれば、次のことも併せてやってみると、頭部がほぐれやすくなり、天からのメッセージを受信するアンテナの感度が高まります。

◎瞑想でストレスや心の汚れを浄化し、身体をリラックスさせる時間を持つ

瞑想で心を鎮め、身体をゆるめて、自分と向き合う習慣を持ちましょう。毎日、わずかな時間でも、おだやかに自分と向き合うことで、自分の使命に気づきやすくなります。朝に行うのがオススメです。

◎芸術に触れる機会を増やす

五感を大切にするために、感覚に訴えかけるアートに触れる機会を設けましょう。音楽や映画や舞台などに積極的に触れることで、大いなる存在を感じる感性が養われます。日本文化を体現する歌舞伎や能などは特にオススメです。

◎心地よいと感じるパワースポットに行く

エネルギーを活性化してくれるパワースポットですが、人によって、合う・合わないがあります。自分に合う場所を探して、エネルギーを分けてもらいましょう。目に

見えないものを感じるアンテナの精度が高まります。

何より大切なのは、今の自分の身体と、その身体に宿った心に感謝すること。そして、心と身体のバランスです。身体の声を聞いてくださいね。そこから少しの変化に自分が気づくことが重要です。

「この身体と心で、今の人生を、めいっぱい楽しみます」

心の底からそう思えるようになったとき、そこからあふれる喜びで、自分自身も、そして周りの人たちも笑顔にできる存在になっていきます。

自分に嘘や偽りのない、スッキリとした人生を、
息抜きながら、生き抜こう！

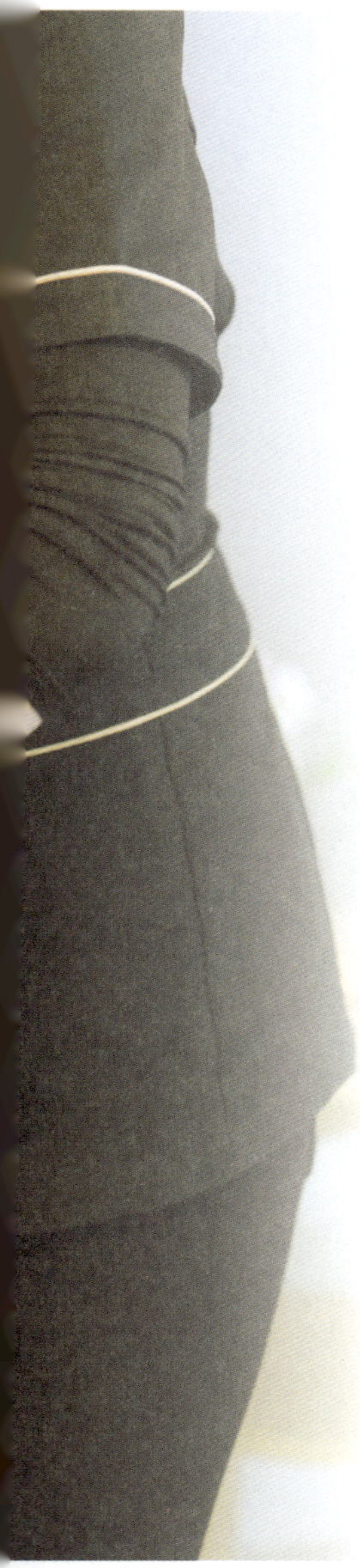

Part 3

「彫刻リンパ」セラピーを大切な人にしてみましょう

「彫刻リンパ」セラピーで、
自分の取り扱い説明書を手に入れたら、
今度は同じ方法を用いて、
大切な人の身体をトリートメントしてみましょう。
大切な人の身体に溜まった、心の声に気づくと、
二人の関係は、より優しいものへと変わっていきます。

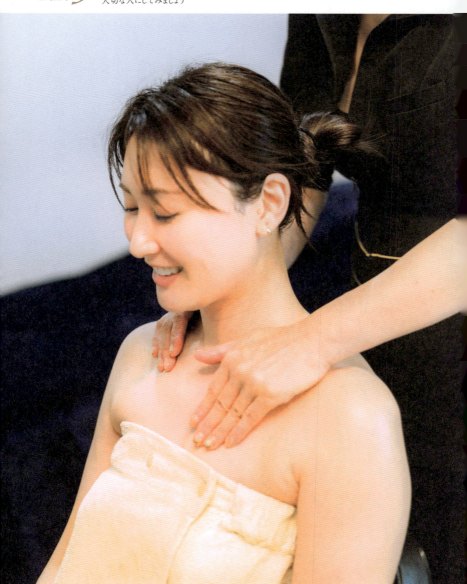

大切な人の身体に触れて、心の詰まりにも触れてみる

ご自分の身体を「彫刻リンパ」セラピーのメソッドを用いてトリートメントできるようになったら、同じメソッドを用いて大切な人の身体をトリートメントしてみましょう。なぜなら、大切な人の身体に触れることで、その人の身体の詰まりだけでなく、心の詰まりにも気づけることがあるからです。

Ｐａｒｔ２でお伝えしたことを改めて簡単にまとめると、身体のハリやコリの背景には次のような心の詰まりがあります。

下半身……**未来への不安からくる、「自分がやらなきゃ！」という強い責任感。**

下腹部……**自分の素直な感情を感じられない。あるいは、人前で自分の感情を見せられない。**

みぞおち……**ありのままの自分を受け入れられず、「自分はダメだ」と自分を責めがちに。あるいは、悩みや怒りが溜まっている。**

胸……**愛を受け取るのが怖い。人に尽くしがちに。あるいは、悲しみが溜まっ**

ている。

喉・首……言いたいことがあるのに、言えていない。

眉間まわり……五感が鈍ってモヤモヤする。

頭頂部……頭で考えすぎて、他人や流れに任せるのが苦手。

あなたの大切な人は、どの部分にハリやコリが溜まっているでしょうか？

それを知ることで、普段はなかなか口に出せない相手の想いが見えてくることが多いのです。

お腹に溜まっていた男性のがんばり

たとえば、私が以前トリートメントをさせていただいたお客様。

Aさんは50代の男性経営者で、たっぷりとした太鼓腹の持ち主です。

私がそんなAさんに腸のほぐしをしようとしたところ、腹部がすっかりこわばり、手のひらが跳ね返されて、ぜんぜん奥へ入って行きません。ものすごい拒絶を感じます。

そこでは私は、彼に安心していただくために、「本当に今まで、いろんなことを一人で抱え込んでこられたお身体ですね」とお伝えしながら、ゆっくりとほぐしていきました。

やがてお腹のこわばりがほぐれるにつれて、Aさんは「実は、俺さ……」とご家庭や仕事への想いを、ポツリ、ポツリとお話ししてくれるようになりました。

面白いことが起こったのは、次の瞬間です。あれだけパンパンだったAさんのお腹が、風船の空気が抜けるようにプシューッとしぼみ、やわらかくなったのです。

下腹部には、「人前で自分の感情を見せられない」という想いが溜まりがちです。

特に、男性は女性と違って、感情を吐き出す習慣がありません。そのため、自分の感情を抑えて家族にも同僚にも愚痴らず、周りを支えるために、たった一人でがんばろうとします。男性のほうが胃がんや大腸がんを発症しやすいのには、こうした要因もあるようなのです。

この経験をしてから、私は男性のお腹を見ると愛しく思わずにいられなくなりました。

多くの男性や経営者は、その強い責任感から、愚痴や不満を言わずに、すべて一人で抱え込んでがんばっていらっしゃいます。

あなたの身近な方はどうでしょうか？　もしかすると、誰にも言えない想いを、身体のどこかに溜めてしまっているかもしれません。

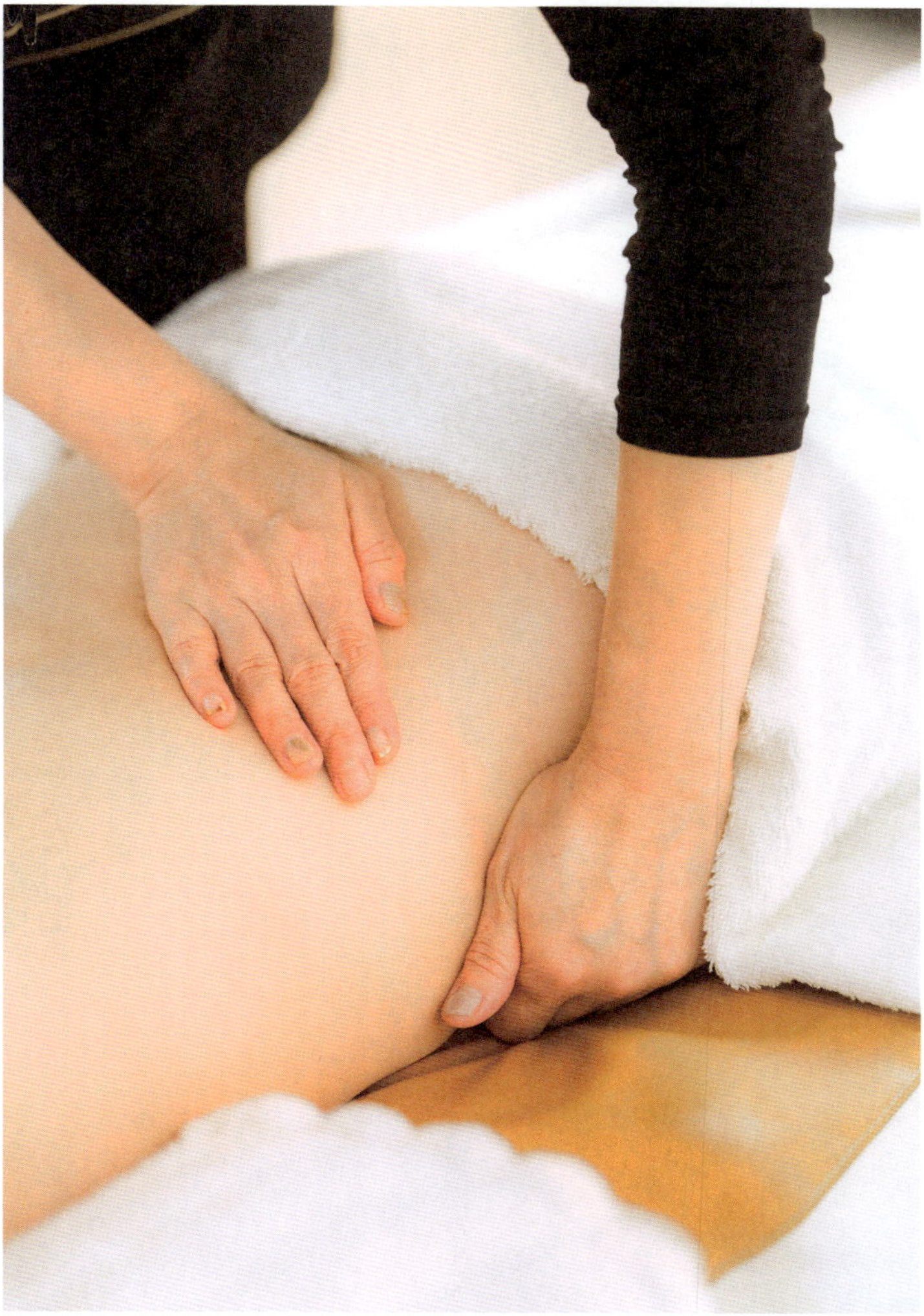

中学生の身体に溜まっていた、誰にも言えない悩み

男性や経営者のみならず、女性も、お子さんも、実に多くの方が、家族やパートナーにさえ言えない想いを、身体のどこかに溜め込んでいます。

Ｂさんは、私のお弟子さんの女性。

彼女の長男君は中学生です。

思春期ということもあり、気づけば長男君はあまり話をしなくなり、高校受験の勉強のために部屋に籠《こも》ることが多くなりました。Ｂさんはそんな長男君とどうやってコミュニケーションを取っていいかわからず、少し困っていたそうです。

そこで私は、Ｂさんに「トリートメントを通じて、スキンシップをはかってみては？」と提案。長男君にモニターになってもらうことにしたのです。

Ｂさんが久々に触れた長男君の身体は、首とお腹がカチカチに硬くなっていました。「彫刻リンパ」セラピーのメソッドで言えば、首には「言いたいことがあるのに、言え

ていない」」、下腹部には「人前で感情を見せられない」」、そんな思いが溜まります。

Bさんは自らの手を通じて、長男君の身体に溜まった想いをひも解きながら、ゆっくりと全身を流していきました。すると長男君は「実はいじめられたんだ」とワンワン泣き出しました。いじめられたことを誰にも言えず、一人でガマンしていたのです。

愛しているからこそ、相手に心配をかけたくなくて言えないこともあります。

でも、語らなくても、「彫刻リンパ」セラピーのメソッドを用いれば、家族の身体に表れた心のサインを読み解くことができるのです。

今では長男君は、「ママ、彫刻リンパやってよ」と自分から言ってくれるようになったそうです。大好きなママの手のぬくもりを通じて、身体をほぐされたことで、心もほぐれてオープンになっていったのでしょう。

誰もが忙しい現代、コミュニケーションための時間を確保することが難しくなっています。そんな時代だからこそ、「彫刻リンパ」セラピーで互いの体温をやりとりする時間を持つことで、心と心の触れ合いも取り戻せるのではないかと思うのです。

ハリやコリの大元に潜むあなたへの愛に気づこう

ただ結局のところ、人の心のハリやコリの大元には、

「大切な人に負担をかけたくない」

「心配させたくない」

「迷惑をかけたくない」

「嫌われたくない」

「幻滅されたくない」

といった気遣いが潜んでいることがとても多いです。

なぜなら、人は、愛する誰かに認められたくて無理をしがちだから。

でも、愛を捧げられたあなたがそのことに気づくと、それだけで、二人の関係は今よりずっと優しいものになります。

「ありがとう」を、愛を、循環できるようになります。

二人の関係が変われば、家庭が変わります。家庭が変われば、社会が変わります。

そして、やがて世界が変わるのです。

あなたが、喜びの起点になる

とはいえ、何より大切なのは、最初にあなたが癒されて、満たされること。

あなたはシャンパンタワーのてっぺんに置かれたグラスです。

あなたが心地よさや幸せで満たされれば、あなたからあふれ出した心地よさや幸せが、身近な人たちに注がれます。家族やその周りの人たちへと広がっていきます。

ですから、まずはあなたが心地よさや幸せで自分を満たすこと。

それが、みんなで幸せになるための第一歩なのです。


幸せになるために必要なものを教えてくれるのが、あなたの身体に潜むハリやコリ、痛みや苦しみです。

痛みや苦しみは、「無理してない?」「心と身体のバランスはとれてる?」「今の生き方で、本当に満足?」「今の自分に必要なもの、本当に大切なものに気づいて!」と、必死であなたに呼びかけてくれています。

あなたが望みどおりの人生へと舵を切れるように、軌道修正が必要なタイミングを教えてくれています。

「彫刻リンパ」セラピーで身体からのメッセージに気づき、まずは自分を大切にケアすること。

そうして、やわらかな身体と、心からの笑顔を取り戻すこと。

軽やかになった心身で、本当にやりたいことを全力で叶えていくということ。

「生きることが楽しい！」と思える自分を、自分でつくっていくということ。

あなたが生きる喜びの起点となるのです。

あなたからあふれ出した喜びで、人様が満たされれば、やがて、その人の喜びがあなたにあふれかかってくることもあるでしょう。

そんな、与え与えられの愛の循環をつくり出すこと。

喜びを分け合えるご縁に感謝すること。

「彫刻リンパ」セラピーをきっかけに、あなたが愛の循環の起点となってくれたら、これほど素敵なことはありません。

あなたがたくさん満たされて、あなたから愛の世界が広がりますように。

Part 3 「彫刻リンパ」セラピーを大切な人にしてみましょう

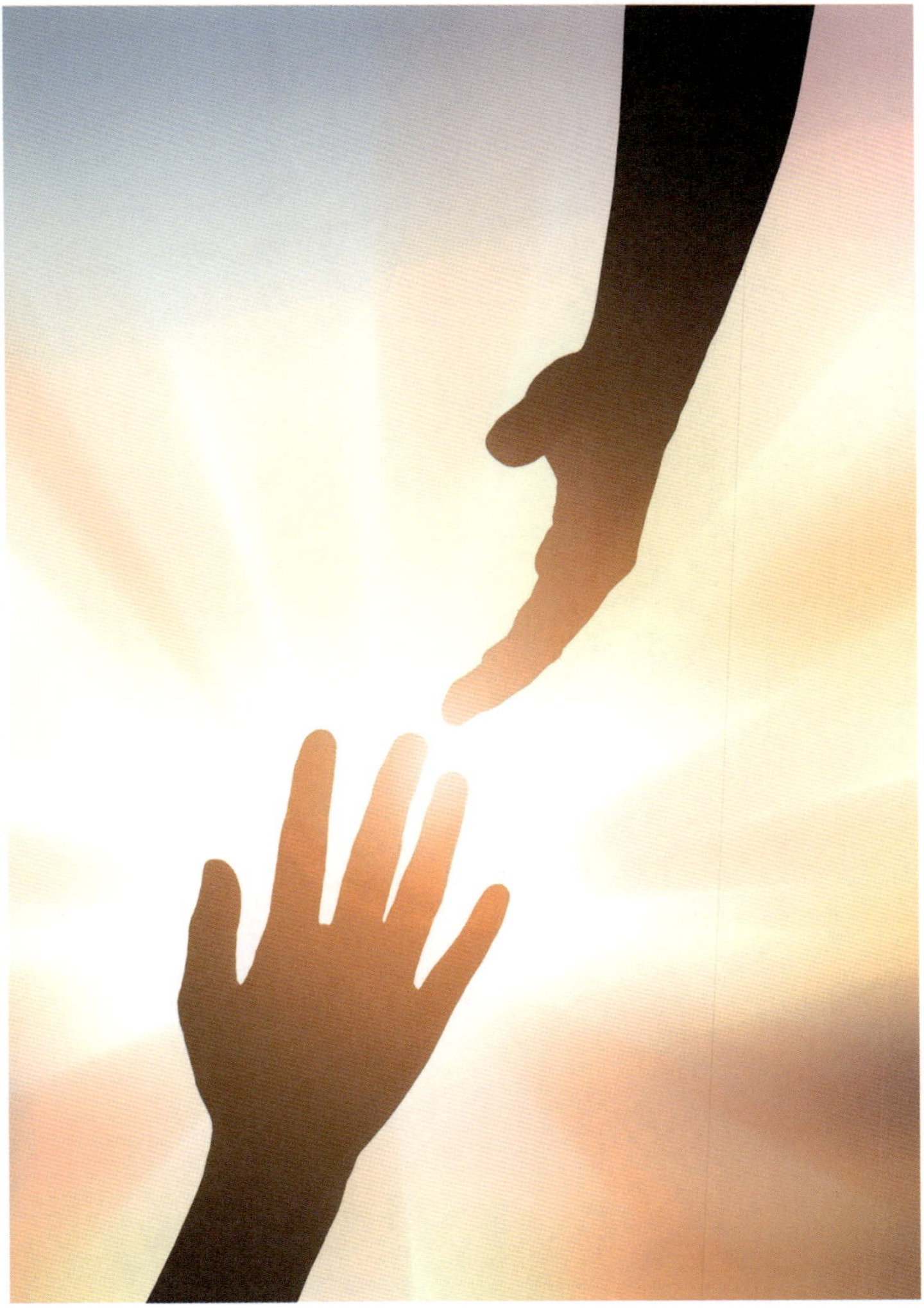

おわりに

本書を最後までお読みいただき、ありがとうございました。

この本は、身体と心のつながりを知っていただき、ケアするための本であり、リンパケアを通じて自分の状態に気づき、あなたが本当に望む人生を生きていただくための本でもあります。


「彫刻リンパ」セラピーで、身体に溜まったハリ、コリ、痛みに気づいていただく。

そこから、今の自分がどういう状況にあるかを知っていただく。

何が足りていないのか、何を望んでいるのかに気づいていただく。

気づくことで自分を労わり、本来の自分を大切にしていただく。

その一環として、自分が望む人生への第一歩を、今から踏み出していただく。

「彫刻リンパ」セラピーをそのための手段にしてもらえたら、とても嬉しいと思います。

なぜなら、人生は長いようで、短いから。

私がそう思うのは、突然、最愛の夫を失ったからです。


夫と私が結婚したのは２０１４年。

共に再婚同士で、私が44歳、彼が46歳のときでした。

彼はもともと家業である不動産の仕事をしていましたが、父親の死をきっかけにその仕事を辞め、人の役に立ちたいということで、同じサロン経営の道を歩むことになりました。

出会った頃の夫は、いわゆるオレ様タイプ。「男たるもの、弱音を吐いたり、涙を見せたりするもんやない」と強く生きてきた人で、弱みを見せたり甘えたりすることが何よりも苦手でした。

そこで私が、特にカチカチだった腸をほぐしていくと、彼の様子はどんどん変わっていきました。次第に私の前で「ありがとうな」と涙を流すようになったり、頼ってくれたり、相談してくれるようになったのです。

それまでの夫は、自分が先頭に立って周りをグイグイ引っ張っていくタイプ。責任感も強く、人に何かを任せることが苦手でした。けれど、トリートメントを受け続けるうちに、徐々に私以外の人にも甘えられるようになり、仕事でも現場を社員に任せられるようになりました。

もともと人を大切にする人で、多くの仲間や友人に慕われている人ではありましたが、心身がほぐれることで余分な力みが抜けて、より親しみやすく、さらに頼もしい存在へと変わっていったのです。

私は、彼がどんどん生きやすくなっていることが嬉しかったし、二人で全国を旅したり、仕事をより成長させることができたのも、彼が常に言葉に出して「幸せやなぁ」と言ってくれるのも、とても嬉しかった。

それまでシングルマザーとして必死に生きてきた私、そして私の娘のことも、たくさん愛してくれました。こんなに桜がキレイと思えたのは、生まれて初めてと言ってくれました。このまま老後も、チャーミーグリーンのCMに出てくるような、仲良し夫婦でいられると思っていました。

けれど、そんな結婚生活は、たったの3年で終わりました。

突然、夫がくも膜下出血で亡くなったのです。

彼が49歳のときでした。


大切な人と共に生き、想いを通わせてきたこと。

それが何よりも幸せだと、彼が教えてくれた日々。

これは私の生涯の宝物です。


主人は常に周りの幸せを考えて、いつも私たちを楽しませてくれました。

娘にも、家族にも、「彫刻リンパ」セラピーの生徒さんたちにも、最高の愛をたくさん注いでくれました。

そんな主人の口癖は「楽しめよ、笑えよ」「誰と食べるか、誰と飲むか」でした。

世の中の男性や経営者たちは、私の夫のように大切な人たちを守るために、いつも一人でがんばろうとします。そのため、疲れや悩みを抱えていても、家族や親しい友人にさえ、滅多に弱音を吐いたり愚痴を言ったりしません。

夫の死を無駄にしたくない、がんばりすぎの男性や経営者の突然死、鬱、自殺、がんなどを少しでも減らしたい!! そんな思いで私は、夫の死後、残された命の証として「彫刻リンパ」セラピーを発展させて、腸と頭を重点的にトリートメントする「彫脳ヘッドセラピー」を開発。「一家に一人のセラピスト」、そして「一企業に一人の彫刻リンパセラピスト」の育成に力を入れています。

今、当たり前に、あなたの目の前にいる人は、明日はいないかもしれません。
その人に触れることもできず、話すこともできなくなるかもしれません。

そんな人とともにいられる、今、この瞬間に、
この本を手に取り、読んでくださったあなたが、
身近な大切な人を、もっと大切にしたくなりますように。

そして、自分自身を幸せにし、思いっきり笑い楽しみ尽くして、愛を循環しあいながら、「最高の人生だった」と思える日々を過ごせますように。

「一家に一人のセラピスト」が当たり前の世界になりますように。

この日本が、すべての方にとって、少しでも生きやすい国になりますように。


この肉体は、あなたのみに与えられた代わりがきかない大切な身体であり、あなたのいちばんの味方です。どうか丁寧に労ってあげてください。

そして、この世にお別れをするときには、できるだけ肉体をキレイな状態でお返しする。

そんな気持ちで生きてほしいと思っています。

心や身体が疲れたときは、全国の愛あるあたたかな「彫刻リンパ」セラピーのサロンへお越しくださいね。

両手を広げて、お待ちしております。

松原正美

謝辞

この本を制作するにあたり、本当にたくさんの方々が支えてくださいました。

その一人として藤原紀香さん！

デビューしてからの大ファンで、著書『藤原主義』は私のバイブルです。

理想の容姿はもちろん、ドラマや舞台などで幅広い役をこなし、またボランティア活動にも意欲的でいつも元気や勇気、心の栄養をいただいてきた大きな存在です！

そんな紀香さんへ、いつか彫刻リンパをさせていただきたい！　という夢が私にあり、心からそれを願い、声に出してその夢を語っていました。

そんな中、運命の導きが！

当時、紀香さんの食のサポートや、アスリートのサポートをされていた管理栄養士である新庄暁子さんとのご縁を、食アスリート協会の神藤様、柏原さんから賜り、紀香さんとの初対面が叶いました！

以来、公私共に仲良くさせていただき、愛之助さんの歌舞伎や紀香さんの舞台など、ご夫妻の舞台にも彫刻リンパの仲間たちと大勢で応援に行く楽しい日々が続いていた矢先、突然、夫が、還らぬ人となりました。

2日後には、初めて愛之助さんの歌舞伎を観られるんだ！　と楽しみにしていた夫でした……。それを報告すると、お二人は葬儀の際に、お花をたむけてくださいました。

喪失で心も身体もボロボロになっているとき、忙しい中でも時間を割いて会ってくれた紀香さんは、涙を浮かべ、黙って私を抱きしめてくれました。

そして、「しばらくは無理せずお休みしてね。まちゃがまた元気になって、人にエネルギーや癒しを与えられる気持ちになったら、またお願いします。それまでは友人として、いつでも電話して。駆けつけるから！」と伝えてくれました。その言葉にたくさん愛を感じ何回泣いたことか。

それから1年後、紀香さんに彫刻リンパをさせていただくという夢が叶いました。

その際にお話をする中で、「本を出版するといいのに」と、背中を押してくれました。

それ以来7年経つ今も、紀香さんは彫刻のようなくびれボディが必要な撮影やお仕事のときなど、トリートメントをさせていただいています。

関西におられる紀香さんのお母様も、私を信頼してくださり、芦屋サロンにて定期的に受けてくださっています。

思い返せば、私は、紀香さんがいなければ、生きていられなかったと言っても過言ではありません。

ご本人にもそのことを話しますが、紀香さんはいつも「人は助け、助けられてだからさ。私もいつもまちゃに助けられているよ」と笑って言ってくださいます。


そんな紀香さんは、芸能活動のみならず、2002年にアフガニスタンを訪れその現状を見て以来、赤十字社とともに被災地への復興支援、そして、NY国連本部で独立したばかりの東ティモールの写真展を開催したり、団体の垣根を越えて各NGOと共に、いろいろな活動をして積極的に世の中に貢献されてきました。

そしてご自身でも、NPO『スマイルプリーズ世界子ども基金』を立ち上げ、日本や世界の子どもたちへの教育サポートとして、チャリティー講演会を日本全国で行い、その収益を全て寄付に充てられ、これまでアフガニスタンやカンボジアなど学校を6校建設されてきました。

そんな活動を人知れず20年以上も継続している姿をいつも応援してきましたが、こんな私でも何かお役に立ちたいと思い、今回の出版が決まったとき、この本の印税の一部を、『スマイルプリーズ世界子ども基金』に充てたいのです！　と出版社に伝えたのち、紀香さんにも報告しました。

すると、紀香さんはとても喜んでくださり、〝子どもたちのサポートにつながるなら、帯も喜んで書くよ〟と快く後押しをしてくださいました。

本当に感謝でいっぱいです。

仕事は違えどプロフェッショナルとしても、女性としても、人としても、愛を根底に公私共にフルスロットルに生きる姿が私の理想！　の紀香さん！

私も紀香さんのようにまっすぐに正直に愛をもってこの人生を精進し、与えられた命を目一杯生きていきたいと思います。

さらに、夫が亡くなって自暴自棄になっていたときにご縁をいただいた、「現代商人道」の中野健一先生。

夫とは互いの会社を一つにして経営していましたが、死別後、再び会社や「彫刻リンパ®」協会を一人で経営していくことになり、不安でいっぱいでした。

そんな私を、商人道メソッドにより【自分良し、相手良し、世間良し】の生き方ができて世の中にも貢献できるように、また、生き方や在り方、経営の精神を、愛情たっぷりに丁寧に導いてくださいました。先生のおかげで、協会も会社も存続できています。

全国のレストランの社員へ福利厚生として彫刻リンパを導入し、大切な社員のケアをしてあげたいという思いで提携くださっている企業様、そして湯治施設、株式会社ルフロの三田直樹社長、彫刻リンパの理念に賛同くださり感謝です。

長年どんなときも応援してくださっている株式会社ミックの佐藤泰彦代表にも感謝いたします。

また、この本の出版にあたり多大なご協力をいただきました児島慎一様、ライターの杉本尚子様、デザイナーの佐藤千恵様、そして谷編集長、監修してくださった山本竜隆先生、改めて感謝でいっぱいです。

それから、協会の理事や認定講師の皆さん、ぴよぴよだった教え子のみんながどんどん活躍し、「今度は恩返しを」と協会の運営にも携わってくれて、認定セラピストの教育やイベントサポート、管理、そしてボランティア、復興支援など、惜しみなく動いてくれること。だからこそ、出版にもたどり着けました。本当にありがとう。

そして全国の認定セラピスト、オーナーの皆様。「彫刻リンパ」セラピーを愛してくれてありがとう！　みなさんの笑顔や成長が、私の生きる活力になっています。「彫刻リンパ」セラピーを通して目の前の家族やお客様の笑顔が見られるように、共によろしくお願いします。

そして娘へ。

産む前からシングルマザーとしてあなたを育てると覚悟した私のところへ、同じ誕生日、同じ干支で生まれてきてくれました。それからシングルマザーとして20年間、父親がいない環境にしてしまったことが申し訳なくてたまりませんでした。

でも、「父親がいなくても、やりたいことを、お金がないからという理由でやれない人生にはしたくない」と思い、あなたがいたから、ママはがんばれました。

あなたがようやく成人し、「今度はママが幸せになる番！」と思って再婚し、パパができたのに、たった3年でお空に逝ってしまいました。生きる希望を失ったとき、「ママまで逝かないで」と察知してあなたが言ってくれた言葉で、生きなきゃ！　とがんばってこれました。あなたは私の宝であり、最高の娘です。

本当にママの子どもに生まれてきてくれてありがとう。

最後に。

お空に逝ってしまった旦那様のＪＩＮさんへ。

共に再婚同士。今まで苦労してきた分、これからはのんびり生きようとしていた矢先。こんなに早く、しかも突然逝くなんて、「本当に神様はいるのか？」と恨んだこともありました。

でも、泣いても悔やんでも変わらない現実。であれば、あなたがやり残したこと、大切にしてきたことを、残された私たちがやるしかない、と死に物狂いで生きてきました。

「『彫刻リンパ』セラピーの本が出版できますように」と、あなたが誰よりも望んでくれ、神棚に毎日祈ってくれていました。

謝　辞

それが7年たった今、やっと叶いました。本当にありがとう。
これからもみんなのことを、空から見守っていてください。
みんなあなたをずっと忘れないよ。
私の旦那様でいてくれて、ありがとう。

松原正美

【著者紹介】

松原　正美（まつばら・まさみ）

◉――「彫刻リンパ®」協会代表理事。株式会社M・ALL 代表取締役。

◉――1970年生まれ。兵庫県出身。旅行代理店勤務、ブライダルショー・モデルを経験し、2001年にボディトリートメントを行う個人サロンを開業。2005年より、個人サロンの開業支援を開始。海外でもインストラクターとして、テクニック、おもてなしの心、所作、間を大切にした技術指導、セッションを行う。

◉――自身や妹のがん、父や姪の死の経験などを経て、2010年、心と臓器の関連性と陰陽五行やチャクラ理論を融合させ、自分史上最高の心と身体の軽さ・くびれを作るオリジナルメソッド「彫刻リンパ®」を開発。

◉――2017年、「一家に一人のセラピスト」「子供の夢がセラピストの世の中へ」を理念に「彫刻リンパ®」協会設立。2020年、夫の突然死をきっかけに「うつや自殺、がんや突然死が少しでも減る世の中になってほしい！」と強く願い、腸脳相関理論を取り入れた彫脳ヘッドセラピーを開発。

◉――現在は、多くの芸能人やトップアスリート、経営者など、約３万名の心と身体、人生に寄り添い、パフォーマンスUPの手伝いをしている。また、各人の夢の実現に向けて心と身体のバランスが取れるように「コアセルフライフバランスアカデミー」を開校し、自分史上最高の軽やかな人生を生き抜く女性やセラピストの育成に力を注いでいる。

◉――運営する「彫刻リンパ®」スクールの卒業生は450名を超え、協会認定サロンは全国101店舗となっている（2024年７月現在）。

松原正美　公式ホームページ　http://masami-matsubara.com
松原正美 Instagram　@ masamimall358
「彫刻リンパ®」協会オフィシャルホームページ　http://choukoku-lymph.com

【監修者紹介】

山本　竜隆（やまもと・たつたか）

◉――医師・医学博士。朝霧高原診療所院長、昭和大学大学院医学部客員教授。日本東洋医学会認定専門医。米国アリゾナ大学医学部統合医療プログラムAssociate Fellow（2000年～2002年）をアジア人で初めて修了。15年前、朝霧高原に移住し、ホリスティックな医療、地域作りを目指して活動。代表を務める「富士山静養園」「日月倶楽部」のリトリートでは、「農業」「地域創生」「マインドフルネス」「統合医療」分野のさまざまな滞在プログラムを開催している。

自分《じぶん》でできる「彫刻《ちょうこく》リンパ」セラピー
身体《からだ》も心《こころ》も美《うつく》しく整《ととの》う

2024年9月17日　第1刷発行

著　者——松原　正美
監修者——山本　竜隆
発行者——齊藤　龍男
発行所——株式会社かんき出版
東京都千代田区麴町4-1-4 西脇ビル　〒102-0083
電話　営業部：03(3262)8011㈹　編集部：03(3262)8012㈹
FAX　03(3234)4421　振替　00100-2-62304
https://kanki-pub.co.jp/

印刷所——シナノ書籍印刷株式会社

　ISBN978-4-7612-7758-1 C0077

「彫刻リンパ」セラピーが受けられる、全国のサロン

2010年に生まれた「彫刻リンパ」セラピー。2024年7月現在、日本には約100店舗の「彫刻リンパ」協会認定サロンがあります。そこでは、お客様の笑顔に生きがいを見出すセラピストたちが、日々、お客様の身体と心に寄り添いながら、丁寧なトリートメントを行っています。お疲れが溜まったときは、ぜひ、お近くの協会認定サロンを訪れてみてください。

「彫刻リンパ」協会
全国サロン一覧

セルフケアを学びたい方のための「彫刻セルフリンパレッスン」

本書でご紹介した「彫刻リンパ」のセルフケアについて、より詳しく学びたい方のためのレッスンコースです。対面レッスンと、オンラインレッスンがあります。また、本書では紹介しきれなかった顔筋ケアについてのレッスンもあります。全国でレッスンが受けられます。

「彫刻リンパ」
彫刻セルフリンパレッスン

「セラピスト養成スクール」の体験お申込みについて

「彫刻リンパ」セラピーのプロフェッショナルを養成するスクールでは、セラピストになるための体験を行っています。セラピストになりたいとお考えの方、セラピストとしてオールハンドの技術を磨きたい方、独立開業をお考えの方は、気軽にお申込みください。

「彫刻リンパ」協会
公式 LINE

「彫刻リンパ」セラピー、企業導入のご相談について

企業の福利厚生として「彫刻リンパ」セラピーをお考えの際は、「彫刻リンパ」協会までご連絡ください。

「彫刻リンパ」協会
公式 LINE